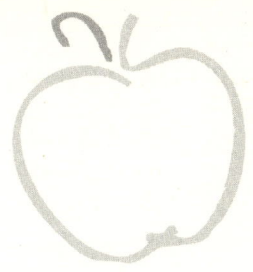

Christoph Hansen

Gesund leben
in der
Säure-Basen-Balance

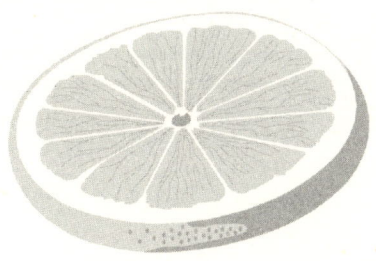

Anaconda

Die Angaben in diesem Buch wurden von Autor und Verlag sorgfältig geprüft. Autor und Verlag lehnen jedoch jegliche Haftung für etwaige gesundheitliche Schäden oder Folgen, die sich aus dem Gebrauch bzw. Missbrauch der hier vorgestellten Informationen und Rezepte ergeben, ab.

Die Deutsche Nationalbibliothek verzeichnet diese Publikation in der Deutschen Nationalbibliografie; detaillierte bibliografische Daten sind im Internet unter http://dnb.d-nb.de abrufbar.

© 2015 Anaconda Verlag GmbH, Köln
Alle Rechte vorbehalten.
Umschlagmotiv und -gestaltung: Druckfrei. Dagmar Herrmann, Bonn
Satz und Layout: Andreas Paqué, www.paque.de
Printed in Czech Republic 2015
ISBN 978-3-7306-0307-9
www.anacondaverlag.de
info@anacondaverlag.de

Inhalt

Eigentlich geht es uns gut!

Nie ging es uns so gut wie heute. Wer wollte das bestreiten? Selbst unter Berücksichtigung aller berechtigten Kritik an Details oder auch an einigen strukturellen Problemen in der Gesundheitsversorgung oder der sonstigen öffentlichen Fürsorge genießen doch alle Bevölkerungsteile ein historisch einmaliges Höchstmaß an Wohlstand und Gesundheit. Wie nie zuvor ist in der westlichen Hemisphäre die soziale und medizinische Versorgungssicherheit gewährleistet. Wie nie zuvor ist auch die Versorgung mit Lebensmitteln gewährleistet. Hunger ist uns ein Fremdwort geworden!

Ein beliebiger Blick in die Obst- und Gemüseabteilungen, in die Fleisch- und Käsetheken, die Konserven- und Getränkeregale der großen Supermarktketten reicht, um zu erkennen: Es ist fast alles fast immer erhältlich! Was nicht frisch und saisonal aus dem eigenen Land kommt, kommt dann eben aus dem Treibhaus in Holland oder Spanien oder es kommt aus der Türkei, aus Chile oder aus Kenia. Der Rest steht konserviert oder bereits mundfertig als Convenience Food zubereitet im Regal. Man muss sich also eigentlich keine Gedanken machen. Eigentlich!

Von allem reichlich!

Der moderne Lebensstil mit all seinen Annehmlichkeiten, mit seiner alltäglichen Verfügbarkeit von allem ist also unter dem Strich für alle ein Segen. Und doch ist er auch Fluch zugleich. Denn nicht alles, was da alltäglich zur Verfügung steht, ist unserer Gesundheit und unserem Wohlbefinden zuträglich. Die meisten Lebensmittel sind über diverse Verarbeitungsprozesse denaturiert, mit Zusatzstoffen angereichert, aromatisiert und mit Geschmacksverstärkern aufgeputscht.

Auf der Strecke bleiben in der Regel dabei genau die Stoffe, die wir für eine gesunde Ernährung benötigen: Vitamine, sekundäre Pflanzenstoffe, Ballaststoffe, Spurenelemente, Mineralien etc. Die alltägliche Verfügbarkeit von allem, wonach das Herz begehrt, führt zudem unter dem Strich bei vielen Menschen zu einem Leben im Überfluss. Wir essen zu viel Fett, zu viel Zucker, zu viel Fleisch. Auf der anderen Seite bewegen wir uns zu wenig, greifen zu häufig zu Fertigprodukten und haben verlernt, mit naturbelassenen Lebensmitteln zu kochen.

Das ist ja nichts Neues

Es hat sich mittlerweile herumgesprochen, dass dieser Lebensstil maßgeblich zu einer Menge typischer sogenannter Zivilisationskrankheiten beiträgt, wenn nicht sogar ursächlich an ihnen schuld ist:

▶ Stoffwechselkrankheiten
▶ Diabetes
▶ Allergien
▶ Gelenkerkrankungen
▶ Herz-Kreislauf-Krankheiten
▶ chronische Schmerzen.

Das sind alles keine Erkenntnisse von gestern. Und viele Menschen, die sich mit diesen in der breiten Öffentlichkeit schon länger diskutierten Zusammenhängen auseinandersetzen, mühen sich seither redlich, ihr Ernährungsverhalten umzustellen. Sie verzichten zunehmend auf tierische Fette, bauen mehr pflanzliche Fette in den täglichen Speiseplan ein, sie erhöhen den Obst- und Gemüseanteil und senken die Kalorienzufuhr. Manch einer ist auf diesem Weg auch zum Vegetarier oder gar zum Veganer geworden.

Säuren und Basen

Doch im Stellwerk der Ernährung und der Lebensführung hat neben all diesen zweifelsfrei sinnvollen Umstellungen noch eine andere Weiche eine zentrale Bedeutung. Für unser Wohlbefinden und unsere Gesundheit ist vor allem auch die Balance aus Säuren und Basen entscheidend.

Säuren? Basen? Vielleicht erinnert sich der ein oder andere noch an den Chemieunterricht. Da sind Säuren und Basen (Laugen) nämlich elementarer Bestandteil des Lehrplans. Nicht zu unrecht. Denn Säuren und Basen sind in der organischen Chemie, also in allem, was lebt, allgegenwärtig. Nicht zuletzt sind sie also auch elementare Bestandteile unseres Körpers und unserer Körperflüssigkeiten. Sie beeinflussen erheblich die Auf- und Abbauvorgänge unseres Körpers und bestimmen, wie geschmeidig Stoffwechselvorgänge ablaufen.

Wie wichtig ein ausgewogener Säure-Basen-Haushalt für unsere Gesundheit und unser Wohlbefinden ist, sollen Sie im Folgenden erfahren. Und natürlich auch, wie Sie mit einigen wenigen und sehr einfachen Überlegungen Ihren Säure-Basen-Haushalt wieder in den Griff bekommen und ihn ausbalanciert halten können. Es ist sehr viel einfacher, als man meint! Die Berücksichtigung einiger weniger Regeln leistet bereits einen entscheidenden Beitrag für Ihre Gesundheit.

Der Säure-Basen-Haushalt

Zunächst einmal ein wenig Chemie. Doch keine Angst. Zum Verständnis reichen ein paar ganz einfache Informationen. Ohne die geht es hier aber nicht. Denn wenn der Säure-Basen-Haushalt so wichtig für die Stoffwechselvorgänge und damit für unsere Gesundheit ist, stellt sich die einfache Frage: warum? Und was sind überhaupt Säuren und Basen?

Was sind Säuren?

Als Säuren bezeichnet man Stoffe, die in einer wässrigen Lösung in der Lage und willens sind, ein positiv geladenes Teilchen (Proton) des Wasserstoffs (H+) *abzugeben*. Säuren schmecken, nun ja, sauer eben. Und für die Wissenschaftshistoriker: Diese heute gebräuchliche Definition (es gab und gibt auch andere) geht auf den dänischen Chemiker Johannes Nicolaus Brønsted (1879–1947) zurück.

Was sind Basen?

Als Basen bezeichnet man (ebenfalls auf Brønsted zurückgehend) Stoffe, die, im Gegensatz zur Säure, in der Lage und willens sind, ein positiv geladenes Teilchen (Proton) des Wasserstoffs (H+) *aufzunehmen* (z. B. weil sie zuvor ein solches abgegeben haben). Basen schmecken seifig, also nach Lauge, was sprachhistorisch auf das aus dem Arabischen stammende Wort »Alkali« für Lauge zurückgeht. Base, Alkali oder Lauge – sprachlich sehr unterschiedlich, chemisch ist es alles dasselbe.

Wie kommen Säuren und Basen in den Körper?

Zum einen nehmen wir über die tagtägliche Nahrung auf direktem Weg Säuren und Basen auf. Doch beachtenswert sind vor allem auch die Säuren und Basen, die bei der Umwandlung der Nahrung im Körper entstehen. Bei der Verstoffwechselung der Nahrung zu wertvollen körpergerechten Bau- und Betriebsstoffen fallen als »Nebenprodukt« nämlich auch Säuren und Basen an.

Den betreffenden Lebensmitteln sieht man ihre säure- oder basenbildende Wirkung aber weder an, noch riecht oder schmeckt man sie. So kommt es zu dem Kuriosum, dass eine Zitrone unter dem Strich eher basenbildend wirkt (s. S. 37), wohingegen zum Beispiel Getreide (Brot, Nudeln, Müsli) stark säurebildend wirkt. Es gilt also zu unterscheiden zwischen säure*bildenden* Nahrungsmitteln und basen*bildenden* Nahrungsmitteln (s. S. 42 f.).

Was ist der Säure-Basen-Haushalt?

Zunächst einmal: Weder Säuren noch Basen sind per se schlecht oder gut! Beide werden im Körper gebraucht. Mal ist ein saures Übergewicht gefragt, mal ein basisches, mal müssen sie in einem relativ ausgewogenen Verhältnis zueinander vorliegen.

Säuren und Basen sind auch keine Gegner, sondern vielmehr Partner: Die Säuren geben Wasserstoffprotonen ab und werden deshalb auch als Geber (Donatoren) bezeichnet, die Basen nehmen Wasserstoffprotonen auf und werden deshalb auch als Nehmer (Akzeptoren) bezeichnet. Die positiven freien Wasserstoffprotonen der Säuren sind quasi permanent auf Partnersuche und finden in der negativ geladenen Hydroxylgruppe einer Base einen kongenialen Partner, an den sie andocken können.

Der Säure-Basen-Haushalt wiederum ist ein recht kompliziertes Regulierungssystem des Körpers, mit dem er versucht, das Verhältnis zwischen Säuren und Basen beständig zu korrigieren und auszubalancieren, um so einen gesunden Stoffwechsel zu gewährleisten.

Der pH-Wert – der Säure-Basen-Gradmesser

Ob ein Milieu eher basisch oder eher sauer ist, wird über den sogenannten pH-Wert ermittelt. pH steht für lat. »potentia Hydrogenii«, was so viel heißt wie »Wirksamkeit des Wasserstoffs«. Gemessen wird die Anzahl bzw. die Konzentration der freien Wasserstoffprotonen in einem Liter wässriger Lösung. Je höher die Anzahl der (abgegebenen und nicht durch Basen gebundenen) Wasserstoffprotonen ist, desto saurer ist die Lösung. Je geringer die Anzahl, desto basischer ist die Lösung.

Die bereits 1909 durch den dänischen Chemiker Søren Sørensen festgelegte pH-Skala reicht von 0 (extrem sauer) bis 14 (extrem basisch). Bei einem pH-Wert von 7 ist die Lösung neutral, d. h. die Anzahl der basisch wirkenden Teilchen und der sauer wirkenden Teilchen ist gleich. Hinter diesen einfachen und eher kleinen Ziffern verbergen sich jedoch gigantische Größenordnungen: Der neutrale pH-Wert 7 verweist auf 10^{-7} freie Wasserstoffprotonen. Ein Grad weiter in den sauren Bereich bedeutet eine Verzehnfachung der sauer wirkenden Teilchen!

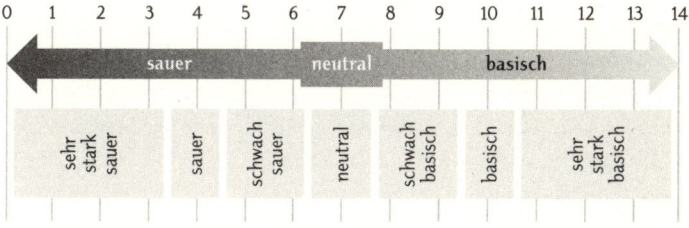

Wozu ist der Säure-Basen-Haushalt notwendig?

Lebensnotwendige biochemische Stoffwechselvorgänge funktionieren nur in einem stabilen Milieu. Das Säure-Basen-Milieu wirkt sich nicht nur auf die Durchlässigkeit von Zellwänden und auf die Funktionsfähigkeit des Bindegewebes aus. Auch Organe, Enzyme und vor allem das Blut können ihre Aufgaben nur dann reibungslos erfüllen, wenn der Säure-Basen-Haushalt den jeweils erforderlichen und spezifisch unterschiedlichen pH-Wert gewährleistet.

Blut – Die rote Körperflüssigkeit als Lebenssaft zu bezeichnen würde fast an Understatement grenzen: Es transportiert Sauerstoff zu den Zellen und nimmt »auf dem Rückweg« das saure Kohlendioxid aus den Zellen mit, um es zur Lunge zu transportieren, wo es einfach abgeatmet wird. Darüber hinaus verteilt es Nahrungsstoffe, Vitamine und Mineralstoffe etc., spielt eine entscheidende Rolle bei der Temperaturregulierung, für den Hormonhaushalt und für das Immunsystem.

Blut spielt also im Körper-Konzert schon so ziemlich die erste Geige. Und als solche klagt Blut einen hohen Wohlfühlfaktor ein und verlangt einen sehr stabilen pH-Wert, der nur sehr wenige Toleranzen zulässt: Exakt zwischen 7,35 und 7,45 (also leicht basisch, s. S. 9) muss er liegen, sonst stellt das Blut als erste Geige seine Künste nur noch bedingt zur Verfügung.

Magen – Während im Speichel des Mundraumes eher basische Werte von 6,8 bis 7,5 bevorzugt werden, mag der Magen es eher sauer: Irgendwo zwischen 3 und 1,5 liegt hier der pH-Wert (zum Vergleich: Batteriesäure liegt in etwa bei einem pH-Wert von 1). Das allerdings ist nicht weiter schlimm. Ganz im Gegenteil! Gerade der Magen ist ein gutes Beispiel, wie der Körper das Säure-Basen-Verhältnis reguliert (s. S. 11 »Basenfluten«).

Der Magen benötigt sein zum Teil extrem saures Milieu (Salzsäure), um erstens schädliche Mikroorganismen in der zugeführten Nahrung abzutöten, vor allem aber um Eiweiße (z. B. von Fleisch) aufzuspalten und um Vitamine oder Mineralien (z. B. Magnesium, Kalium oder Kalzium) oder Spurenelemente (z. B. Zink oder Mangan etc.) freizusetzen und für den Körper verfügbar zu machen.

Basenfluten – die effiziente
Säure-Basen-Schaukel des Körpers

Der Magen ist der Ausgangspunkt einer Kaskade von Mechanismen, die zeigen, wie raffiniert der Körper das Verhältnis von Säuren und Basen ausgleichend reguliert. Wird Nahrung in den Magen geschleust, produziert derselbe Salzsäure.

Salzsäure ist jedoch sehr aggressiv und würde bei andauernder Präsenz die empfindliche Magenschleimhaut reizen. Also hält der Körper die Salzsäure in Form von Kochsalz und Wasser in den Belegzellen des Magens vor. Beim Nahrungseintritt erhalten die Belegzellen den Befehl, das Kochsalz und das Wasser zu spalten. Bei diesem Prozess entstehen die aggressive Salzsäure und – aus dem übrig bleibenden Natrium, als natürlicher Gegenspieler zur Salzsäure – das stark basische Natriumbikarbonat.

Diese als »Basenflut« bezeichnete vermehrte Basenproduktion findet jedes Mal nach der Nahrungsaufnahme statt. Und sie ist im Wechselspiel mit den nachgeordneten Verdauungsorganen auch dringend nötig. Denn sowohl die Bauchspeicheldrüse als auch der Dünndarm, aber auch Leber und Galle sind auf ein basisches Milieu angewiesen (die Bauchspeicheldrüse produziert auch selbst Bikarbonat).

Um mit der Säurelast des im Magen vorverdauten Nahrungsbreis zurechtzukommen, wird das Natriumbikarbonat vom Magen ins Blut und auf diesem Weg direkt in die nachgeordneten Verdauungsorgane transportiert, die mit ihren basischen Verdauungssäften die Säuren des Nahrungsbreis neutralisieren. Je nach Nahrungsmittel dauert dieser Prozess unterschiedlich lange. Äpfel und Birnen regen diese Prozesse für gut eine Stunde an, Fleisch oder Pizza können den Verdauungsprozess vier bis sechs Stunden auf Trab halten.

Enzyme – Diese hochkomplexen Eiweiße (Proteine) sind für den Körper extrem wichtig, weil sie Stoffwechselprozesse auslösen oder beschleunigen können. Ohne Enzyme geht nichts! Temperaturschwankungen mögen sie nicht. Und sie sind – ähnlich wie Blut – recht intolerant gegenüber dem pH-Wert ihres jeweiligen Milieus. Das Pepsin im Magen benötigt z. B. einen pH-Wert irgendwo zwischen 3 und 2. Fühlen sich Verdauungsenzyme nicht wohl, weil der pH-Wert nicht stimmt, können sie ihre Aufgabe nicht mehr voll erfüllen. Die Folge sind Verdauungsbeschwerden.

Leber, Galle, Darm und Bauchspeicheldrüse – In den übrigen Verdauungsorganen liebt man es eher basisch. Die Bauchspeicheldrüse etwa mag ein Milieu mit einem pH-Wert um die 8. Hier werden die Enzyme für Kohlenhydrat-, Fett- und Eiweißverdauung produziert, die dann im Zwölffingerdarm, der ebenfalls ein basisches Milieu von 7,5 bis 8,5 liebt, ihre segensreiche Wirkung entfalten. Auch Leber und Galle (Gallensaft liegt zwischen 6,2 und 8,5) bezeichnet man als »basophile« Organe.

Sodbrennen – kein Zeichen von Übersäuerung

Das saure Aufstoßen, ausgelöst durch zu schnelles und hastiges Essen, durch Kaffee oder Alkohol, hat nichts mit einer Übersäuerung des Körpers zu tun. Beim sogenannten Sodbrennen steigt Magensäure bzw. saurer Mageninhalt den unteren Teil der Speiseröhre nach oben. Schuld daran ist, dass der Verschluss zwischen Magen und Speiseröhre nicht einwandfrei funktioniert. Bei Sodbrennen sollte man in jedem Fall einen Arzt aufsuchen und die Schwere und die genaue Ursache abklären lassen.

Die Feuerwehr des Körpers – die Puffersysteme

Um in einem gesunden Organismus die entsprechenden pH-Werte gewährleisten zu können, besitzt der Säure-Basen-Haushalt eine Art Feuerwehr. Diese Feuerwehr tritt täglich viele Millionen Mal auf den Plan, um drohende Ungleichgewichte zwischen Säuren und Basen auszugleichen.

Was sind Puffer?

Puffersubstanzen sind chemische Verbindungen, die extreme Ausschläge abpuffern sollen, d. h. in diesem Fall, dass sie Säuren bzw. Basen an sich binden können – um sie so unschädlich zu machen. So kann das entsprechende Milieu immer in dem pH-Wert gehalten werden, der für ein reibungsloses Funktionieren der Flüssigkeit, des Organs oder des Gewebes benötigt wird. Gibt es einen Säureüberhang, werden die Säuren abgepuffert, bei einem Basenüberhang die Basen. Da jedoch im Normalfall das Problem in einem Säureüberhang besteht, ist mehrheitlich die Neutralisierung von Säuren erforderlich. Aber der Weg geht auch umgekehrt: Fehlt es z. B. an Säuren, dann können auch gebundene Säuren freigesetzt werden.

Die Puffersysteme des Blutes

Das Blut spielt die erste Geige und hat für die Feuerwehr dementsprechend Vorrang, denn ohne die erste Geige stimmt das ganze Konzert nicht mehr. Also sind die Puffersysteme des Blutes auf verschiedenen Ebenen aktiv, damit die schmale pH-Toleranz von 7,35 und 7,45 nicht überschritten wird.

Der Hauptpuffer – Die größte Puffereinheit im Kampf gegen einen aufflammenden Säureüberhang stellt das Bikarbonat aus den Verdauungsorganen (s. S. 11 »Basenfluten«) dar. Rund 70 % aller Kapazitäten gehen auf das Konto dieses sehr effektiven Löschzuges. Das Bikarbonatpuffersystem bindet die Säuren, anschließend zerfällt die neue Verbindung in Wasser und Kohlendioxid. Das erste wird über den Urin ausgeschieden, das zweite über die Lunge abgeatmet.

Die Nebenpuffer – Als zweiter Löschzug übernehmen die roten Blutkörperchen (Hämoglobin) als Puffer ca. 25 % der gesamten Säureabwehr. Phosphat und Eiweißpuffer bestreiten je ca. 1 bis 5 % der gesamten Pufferressourcen des Blutes. Das Phosphat bezieht das Blut aus den Knochen (s. S. 16).

Die Lungen als Säure-Entsorger

Zwar entsorgt man über die Lungen mit jedem Atemzug das sauer wirkende Kohlendioxid. Doch mit jedem Atemzug wird auch basisches Bikarbonat abgeatmet, sodass im Normalfall keine nennenswerte Nettoausscheidung von Säure über diesen Weg stattfindet.

Das Atemzentrum hält gleichwohl für das Notfallsszenario einer kurzfristigen Übersäuerung des Blutes eine Reaktionsmöglichkeit vor. So bewirkt ein Sinken des pH-Wertes in den sauren Bereich eine erhöhte Atemfrequenz, wodurch verstärkt Kohlendioxid abgegeben wird, um das Blut so wieder in den notwendigen basischeren Bereich zu manövrieren.

Eine Hyperventilation – das schnelle und flache, meist stressbedingte Atmen – kann jedoch zu einer erhöhten Kohlendioxidabgabe führen, mit der Folge, dass es zu einem akuten Basenüberhang (Alkalose, s. S. 24 f.) kommt, der nicht selten mit Muskelkrämpfen einhergeht. Umgekehrt kann eine zu langsame Atmung bei schweren Beeinträchtigungen des Atemzentrums, z. B. durch Entzündungen des Nervensystems, Traumata oder Infektionen etc., zu einer akuten Übersäuerung (Azidose, s. S. 23 f.) führen.

Die Leber als Säure-Entsorger

Auch die Leber spielt für den Säure-Basen-Haushalt eine entscheidende Rolle. Denn wie alle Stoffe, die aus dem Darm resorbiert werden, gelangt auch das Bikarbonat aus dem Magen (s. S. 11 »Basenfluten«) in die Leber und wird von dort in der richtigen Zusammensetzung in den Körperkreislauf eingeschleust. Auch die Stoffwechselprodukte aus anderen Organen gelangen in die Leber. Die Leber ist dabei für den Abbau von organischen Säuren ein wichtiges Organ, denn sie kann um den Faktor 50 mehr saure Wasserstoffprotonen entgiften, als der Körper über die Nieren ausscheiden kann.

Das Ausleitungs- und Puffersystem der Nieren

Die Nieren spielen gleichwohl eine entscheidende Rolle beim Säureschutz bzw. der Entsorgung von Säuren (neben der Entsorgung einer Menge anderer, auch basischer Stoffwechselendprodukte). Für die Ausscheidung von Säuren über den Harn stellen die Nieren Ammoniak zur Verfügung, um die freien Säuren zu binden – und dies umso mehr bei einem Säureüberhang. Die Bindung ist notwendig, weil sonst der Harn so hohe Säurewerte aufweisen würde, dass Nieren und Harnwege in Mitleidenschaft gezogen werden würden. Um die Ausscheidung zu gewährleisten, benötigen die Nieren Flüssigkeit. Man sollte dazu in der Regel 1,5 bis 2 Liter Flüssigkeit pro Tag zu sich nehmen.

Über die Nahrungsaufnahme kommt es zudem mehrfach am Tag zu einer vermehrten Bildung von Säuren und – zum Ausgleich – von basischem Bikarbonat (s. S. 11 »Basenfluten«). Die Nieren filtern dieses Bikarbonat heraus und halten es zurück, um es über das Blut wieder zur Verfügung zu stellen. Würden die Nieren dieses »Basensparen« nicht praktizieren und das Bikarbonat mit dem Urin ausscheiden, würde der Säure-Basen-Haushalt sehr schnell aus dem Gleichgewicht und in eine Übersäuerung rutschen – und dies umso mehr, je höher der Säureüberschuss ist.

Die Knochen als Pufferreserven

Stoßen die Puffersysteme wegen einer akuten oder langfristigen Übersäuerung an ihre Grenzen, muss der Körper auf seine Reserven umschalten, um genügend Basen bereitzuhalten. Den größten Pufferspeicher stellen die Knochen dar, weil hier das größte Basendepot vorliegt.

Zu gut 85 % besteht das Knochengerüst aus dem basischen Kalziumphosphat. Versagen die anderen Puffersysteme wegen Überlastung, entscheidet sich der Körper in der Güterabwägung – Blut hat Vorfahrt – für einen Entzug der Puffer aus den Knochen. Die basischen Phosphate und das Kalzium werden herausgelöst. Letzteres wird über die Nieren ausgeschieden. Und das macht diesen Prozess so bedenklich, denn Kalzium ist für die Knochenhärte und -struktur verantwortlich. Bei einer längerfristigen Übersäuerung kommt es so zu einem Abbau der Knochensubstanz. Die dramatische Konsequenz besteht in Knochenschwund – in der gefürchteten Osteoporose.

Softdrinks provozieren Osteoporose!

Bereits in den 80er-Jahren konnte in Studien nachgewiesen werden, dass ein häufiger Verzehr von säurebildenden colahaltigen Softdrinks bei Kindern und Heranwachsenden eine niedrige Knochendichte zur Folge hat. Die permanente Übersäuerung des Körpers und das dadurch permanent provozierte Anzapfen der Pufferreserven (Kalziumphosphat) in den Knochen führt bereits in jungen Jahren zu weichen Knochen. Die Spätfolge könnte eine massive Zunahme von Osteoporoseerkrankungen in den kommenden Jahren sein.

Die Haut als Säure-Entsorger

Auch die Haut, die im Normalfall ein leicht saures Milieu als Schutz-
schild gegen Krankheitserreger liebt, kann Säuren entsorgen. Wenn
der Säureschutzmantel durch Schwitzen oder Duschen verloren geht,
muss er anschließend wieder aufgebaut werden, was einen entsäu-
ernden Effekt zur Folge hat.

Das Bindegewebe als Säure-Speicher

Ob und in welcher Größenordnung das Bindegewebe an der Säure-
Entsorgung bzw. -Pufferung beteiligt ist, wird unter Forschern noch
diskutiert und ist umstritten. Erörtert wird z. B., ob das Bindegewebe
bei einer steigenden Säurekonzentration in der Lage ist, saure Bestandteile aufzunehmen und bis zum Abtransport und zur Entsorgung zwischenzuspeichern. Dadurch würde das Bindegewebe einerseits an der Entsäuerungsstrategie beteiligt sein. Andererseits würde
es entsprechend in seiner Funktion beeinträchtigt (s. S. 30 f. u. Cellulite S. 31). So könnte z. B. im Knorpelgewebe die Aufnahme von Wasser behindert werden. Wasser aber braucht das Knorpelgewebe, um
als Stoßdämpfer zu funktionieren. Bei Druckausübung kann es nämlich Wasser aus dem Gewebe herauspressen. Anschließend muss es
sich aber wieder mit Wasser vollsaugen, um auch weiterhin als Stoßdämpfer fungieren zu können.

Wie man den eigenen Säure-Basen-Status ermittelt

Der Körper ist mit seinen verschiedenen Puffer- und Säure-Entsorgungssystemen in der Lage, selbst bei größeren Stoffwechselstörungen den pH-Wert der wichtigsten Körperflüssigkeit, nämlich des Blutes, durchgehend konstant zu halten. Insofern sagen Laboruntersuchungen des Blut-pH-Wertes über den restlichen Säure-Basen-Status in Ihrem Körper nichts aus. Akute Übersäuerungszustände, die sogar den pH-Wert des Blutes aus dem Ruder laufen lassen, sind labortechnisch natürlich messbar und müssen unbedingt klinisch behandelt werden.

Wenn Sie sich aber ein Bild von der alltäglichen Funktionsfähigkeit Ihres persönlichen Säure-Basen-Haushaltes machen wollen, gibt es eine relativ einfache und selbst durchführbare Messmethode: Mithilfe von Teststreifen können Sie Ihren Urin-pH-Wert ermitteln.

Die Teststreifen und was man damit macht

Die zur Ermittlung des Urin-pH-Werts benötigten Teststreifen erhalten Sie frei in der Apotheke oder Drogerie. Achten Sie darauf, dass die Teststreifen in der Lage sind, einen pH-Bereich zwischen 5,0 und 8,0 anzuzeigen. In der Regel wird der Messwert über eine deutliche Verfärbung gut erkennbar angezeigt. Zur Messung kann man den Teststreifen direkt in den Mittelstrahlurin (nicht in den Anfangsurin) halten. Oder man fängt den Urin in einem Gefäß auf und taucht anschließend den Teststreifen kurz in die Flüssigkeit. Nach spätestens zwei Minuten können Sie anhand der Farbskala den aktuellen pH-Wert ablesen.

Das Tagesprofil

Ein einzelner Wert lässt über Ihren Säure-Basen-Stoffwechsel allerdings keine aussagekräftigen Rückschlüsse zu, denn das Säure-Basen-System ist, wie oben beschrieben, sehr dynamisch. Durch die Nahrungsaufnahme und insbesondere in Abhängigkeit zu dem, was wir essen, kommt es über den Tag verteilt zu verschiedenen Säure- bzw. Basen-Ausschlägen nach oben wie nach unten. Und genau die gilt es zu erfassen, um sich ein Bild darüber zu machen, ob der Säure-Basen-Haushalt funktioniert oder nicht.

Zwar ist die Messung des Urin-pH-Wertes nicht annähernd so präzise wie eine Labormessung, denn mit einem Teststreifen kann lediglich das 1 % freie Säuren im Urin gemessen werden. Die übrigen 99 % gebundene Säuren, die der Körper über den Urin ausscheidet, werden von den Teststreifen nicht erfasst. Gleichwohl gibt diese Messmethode zur groben Orientierung hinreichend Auskunft über Ihren persönlichen Säure-Basen-Status.

Messen Sie siebenmal am Tag Ihren Urin

1. Messung: Morgens vor dem Frühstück (z. B. 7.00 Uhr)
2. Messung: Vormittags nach dem Frühstück (ca. 10.00 Uhr)
3. Messung: Vor dem Mittagessen (z. B. 12.00 Uhr)
4. Messung: Am Nachmittag nach dem Mittagessen (ca. 15.00 Uhr)
5. Messung: Vor dem Abendessen (z. B. 18.00 Uhr)
6. Messung: Abends nach dem Abendessen (ca. 21.00 Uhr)
7. Messung: Vor dem Schlafengehen (z. B. zwischen 23.00 und 24.00 Uhr)

Tragen Sie die Messwerte in die folgende Tabelle mit jeweils einem Punkt ein. Am Ende des Tages können Sie die Punkte mit einer Linie verbinden. So erhalten Sie die pH-Wert-Kurve eines Tages. (Die Mahlzeiten können natürlich Ihrem individuellen Tages-rhythmus folgend auch zu anderen Tageszeiten eingenommen werden. Dementsprechend müssen sich dann nur die Uhrzeiten der durchgeführten pH-Wert-Messung verschieben.)

Normale Messwerte würden wie folgt aussehen:

1. Messung: pH-Wert zwischen 5 und 7,5
2. Messung: pH-Wert zwischen 7,5 und 8
3. Messung: pH-Wert zwischen 7 und 8,5
4. Messung: pH-Wert zwischen 7,5 und 8,5
5. Messung: pH-Wert zwischen 6,5 und 7,5
6. Messung: pH-Wert zwischen 5,5 und 7,5
7. Messung: pH-Wert zwischen 5 und 6,5

Die normalen pH-Werte können also – je nachdem, was man ge-gessen hat, und je nach individuell unterschiedlichem Stoffwech-sel – eine recht große Spannbreite aufweisen.

Werte im weißen Bereich entsprechen dem idealen Urin-pH-Tagesprofil:

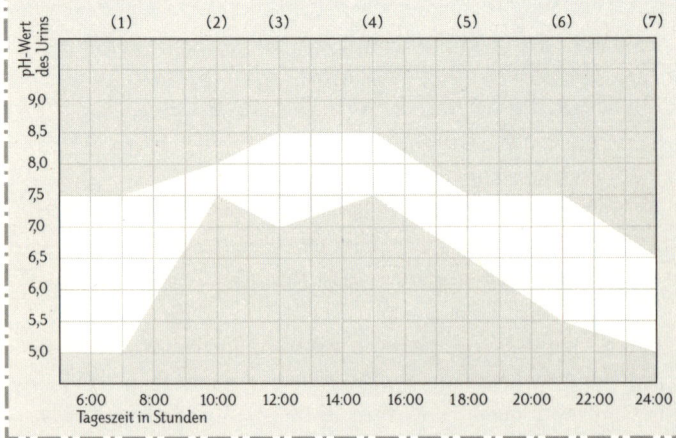

Das Sieben-Tage-Profil

Für einen genaueren Überblick reicht jedoch auch ein einmaliges Tagesprofil nicht. Um zu sehen, wie funktionstüchtig Ihr Säure-Basen-System ist, sollten Sie sich solche Tagesprofile über den Zeitraum von einer Woche anlegen. Suchen Sie sich dazu also eine Woche aus, in der Sie nicht durch außergewöhnliche Lebensumstände aus dem Rhythmus gebracht werden.

Und tragen Sie in einer Tabelle parallel zu den pH-Werten zusätzlich ein, was Sie jeweils zu den Hauptmahlzeiten gegessen haben. So können Sie anhand der im Anschluss an die Mahlzeiten ermittelten pH-Werte jeweils erkennen, auf welche Lebensmittel Ihr Körper individuell besonders sauer reagiert.

Was das Sieben-Tage-Profil aussagt

1. Der Morgen-Urin

Der Morgen-Urin ist in der Regel sauer, liegt also bisweilen sogar deutlich unter 6,5. Das allerdings sagt nicht viel über Ihren Säure-Basen-Status aus. Nachts fallen bei einem normalen Stoffwechsel vermehrt Säuren als Abfallprodukte an. Die letzte Basenflut nach dem Abendessen ist ebenfalls schon lange abgeebbt. Ein saurer Morgen-Urin ist also kein Grund zur Besorgnis.

2. Ausschläge nach oben und unten – ein gutes Zeichen

Dass es innerhalb eines Tagesprofils Ausschläge nach oben in den basischen Bereich und nach unten in den sauren Bereich gibt, ist nicht nur normal, sondern erwünscht. Denn es zeigt an, dass Ihr Säure-Basen-System reaktionsfreudig ist und funktioniert. Je nachdem, was man gegessen hat, können diese Ausschläge unterschiedlich stark ausfallen. Auch das ist also kein Grund zur Besorgnis.

3. Der Einfluss der Lebensführung

Natürlich beeinflusst auch die Lebensführung die ermittelten Werte. Schlaf- und Bewegungsmangel oder auch Stress können die Säurewerte ansteigen lassen. Neben einer Ernährungsumstellung kann also auch ein Umstellen der Lebensführung zu besseren Werten führen.

4. Gerade Linien sind problematisch!

Wenn Ihre Verlaufswerte im Sieben-Tage-Profil nicht immer dem normalen Kurvenverlauf entsprechen, ist auch das kein Grund zur Panik. Stoffwechselvorgänge sind äußerst kompliziert und es gibt viele Faktoren, die zu Schwankungen führen können.

Problematisch wird es allerdings grundsätzlich, wenn es über weite Strecken oder sogar während der gesamten sieben Tage *keine* Schwankungen zu verzeichnen gibt. Wenn also die pH-Werte eine mehr oder weniger konstante und gerade Seitwärtsbewegung ohne Ausschläge beschreiben. Egal, ob im basischen oder sauren Bereich: Dies ist in der Regel ein Zeichen dafür, dass der Körper die Säureausscheidung nicht mehr richtig im Griff hat. Auch ein basischer Morgen-Urin nach einem sehr säurelastigen Abendessen könnte ein Indiz dafür sein. Wenn kein einziger pH-Wert im Tagesprofil über 5,5 liegt, dann spricht man sogar von einer sogenannten »Säurestarre«.

Wenn sich nach ein paar Tagen sehr basenlastiger Ernährung keine Besserung der Werte (die Sie dann erneut kontrollieren sollten) einstellt, sollten Sie in jedem Fall Ihren Hausarzt oder einen anderen Therapeuten mit Erfahrungen in der Behandlung von chronischer Übersäuerung konsultieren.

Wenn das System aus dem Ruder läuft

Die Puffer- und Ausleitungssysteme des Körpers sind, wie beschrieben, in einem gesunden Organismus sehr effektiv in ihrem tagtäglichen Bemühen, das Gleichgewicht zwischen Säuren und Basen aufrechtzuerhalten. Gleichwohl kann es natürlich zu einem Entgleisen des Systems kommen. Kurzfristig und heftig – oder schleichend und latent.

Die akute Azidose

Eine akute Übersäuerung (Azidose) des Körpers kann mehrere Ursachen haben. Zum einen spricht man von einer atmungsbedingten, also *respiratorischen Azidose*. Diese Form der Azidose ist die Folge einer verlangsamten und verminderten Atmung, der sogenannten Hypoventilation. Dabei wird zu wenig des sauren Kohlendioxids (CO_2) abgeatmet. Infolgedessen sinkt der pH-Wert des Blutes. Ursachen können sein:

- ▸ Lungenerkrankungen
  (Asthma bronchiale, Lungenemphysem, Lungenfibrose)
- ▸ Atemeinschränkungen (z. B. durch Rippenbrüche)
- ▸ Lähmung des Atemzentrums im Gehirn

Zum anderen spricht man von einer stoffwechselbedingten, also *metabolischen Azidose*, die nicht selten mit einem lebensbedrohlichen Sinken des pH-Wertes einhergeht. Ursachen können sein:

1) Der Körper bildet zu viele Säuren oder es werden ihm zu viele Säuren zugeführt:
   - ▸ Zuckerkrankheit (Diabetes mellitus)
   - ▸ Alkoholismus
   - ▸ Vergiftungen

- ▶ z. B. durch Salicylate, wie sie in Schmerzmitteln enthalten sind (Acetylsalicylsäure beispielsweise)
- ▶ z. B. durch Methanol (in selbst gebranntem oder gepanschtem Alkohol)
- ▶ z. B. durch Glykol, wie es in Frostschutzmitteln vorkommt
- ▶ Hungerzustände
- ▶ Schockzustand

2) Der Körper leitet bei einem Nierenversagen oder Niereninsuffizienz zu wenig Säuren aus.

3) Der Körper scheidet vermehrt säurebindende Basen aus:
- ▶ z. B. infolge lang anhaltenden Durchfalls
- ▶ z. B. infolge der Einnahme von harntreibenden Mitteln
- ▶ z. B. infolge einer Niereninsuffizienz

Die akute Alkalose

Bei einer akuten Alkalose steigt wegen des Basenüberschusses der pH-Wert des Blutes. Eine akute Alkalose kann mehrere Ursachen haben. Wie bei der Azidose spricht man zum einen von einer atmungsbedingten, also *respiratorischen Alkalose*. Sie ist die Folge einer schnellen, flachen Atmung, der sogenannten Hyperventilation. Dabei wird zu viel des sauren Kohlendioxids (CO_2) abgeatmet. Infolgedessen steigt die Basenkonzentration und damit der pH-Wert des Blutes. Ursachen können sein:
- ▶ Stress und emotionale Belastungen
- ▶ Lungenerkrankungen

Zum anderen spricht man von einer stoffwechselbedingten, also *metabolischen Alkalose*, die in ihrer schwereren Form unbedingt stationär behandelt werden muss. Ursachen können sein:

1) Die Zufuhr alkalisch wirkender Substanzen wie z. B. Natrium-Bikarbonat und -Citrat in entsprechenden Pharmaka.

2) Der Verlust von Säuren bzw. Wasserstoffprotonen. Ursachen können sein:

▶ andauerndes Erbrechen
(dabei geht auch Magensäure verloren), z. B. bei Bulimie
▶ Durchfall und Einnahme von Abführmitteln
▶ hormonelle Erkrankungen wie z. B. Hyperaldosteronismus

Die Folgen können sein: Sauerstoffmangel, weil der Körper mit einer verminderten Atmung reagiert (die bei leichten Fällen einer Alkalose zur Kompensation ausreicht), aber auch Herzrhythmusstörungen.

Das eigentliche Problem: die latente Azidose

Eine akute Übersäuerung bzw. ein akuter Basenüberschuss kann also viele Ursachen haben und ist in jedem Fall behandlungsbedürftig, bei schwerem Verlauf sogar intensivmedizinisch. Das Problem weiter Teile der Bevölkerung ist aber eher eine *latente* oder *chronische* Überforderung des Säure-Basen-Haushaltes. Und die wird maßgeblich von unserem Ernährungsverhalten und unserer Lebensführung verursacht.

Dabei ist das Problem unserer heutigen Lebensführung weniger ein Basenüberschuss. Denn der Körper kann selbst nur Basen herstellen, wenn er zugleich auch Säuren produziert (s. S. 11 »Basenfluten«). Und die meisten Lebensmittel sind nun einmal eher säure- als basenbildend. Und selbst wenn sich ein Mensch allein von basenbildenden Nahrungsmitteln ernähren würde, wäre ein latenter Basenüberschuss kaum möglich, da die vorzugsweise basenbildenden Lebensmittel (v. a. Obst und Gemüse) immer auch mehr oder weniger säurebildend sind.

Unser Problem stellen vielmehr die Säuren dar. Und das vor allem, weil wir rein statistisch weit mehr säurebildende Nahrungsmittel zu uns nehmen als basenbildende. So kommt es phasenweise oder im schlimmsten Fall über einen sehr langen Zeitraum zu einem schleichenden und latenten Säureüberhang. Und ebenso wie eine akute kann auch eine latente Übersäuerung zu erheblichen gesundheitlichen Problemen führen (s. S. 27 f.).

Die Ursachen einer latenten Übersäuerung

Der Körper ist über das Regulierungssystem des Säure-Basen-Haushaltes alltäglich bemüht, einen etwaigen Säureüberschuss aufzufangen. Um das zu gewährleisten, ist er jedoch vor allem auf die Zufuhr von basenbildenden Nahrungsmitteln angewiesen. Werden ihm diese vorenthalten bzw. in nur unzureichender Menge zugeführt, kommen die Puffersysteme des Körpers irgendwann nicht mehr nach. Der Körper verfällt langsam und schleichend in einen Zustand der chronischen oder latenten Übersäuerung.

Zwar werden die Bedeutung der Ernährung für den menschlichen Säure-Basen-Haushalt und das damit verbundene Auftreten vieler Zi-

Mögliche Ursachen einer chronischen Übersäuerung

- ▶ Verzehr von zu viel tierischem Eiweiß (Fleisch, Fisch, Wurst, Käse)

- ▶ Verzehr von zu viel säurebildenden Getreideprodukten (Brot, Nudeln etc.)

- ▶ Zu geringer Verzehr von Basenbildnern, vor allem Obst, Gemüse und Kräutern

- ▶ Diabetes und andere Stoffwechselerkrankungen

- ▶ Regelmäßige Medikamenteneinnahme, z. B. von Acetylsalicylsäure (Aspirin), Cortison oder Protonenhemmern (bestimmte Medikamente wie der Wirkstoff Acetylsalicylsäure sind selbst Säurebildner, andere greifen in Stoffwechselvorgänge und damit in den Säure-Basen-Haushalt ein)

- ▶ Bewegungsmangel (s. S. 38)

vilisationserkrankungen nach wie vor zwischen Schulmedizin und Erfahrungsmedizin (Naturheilkunde etc.) kontrovers diskutiert. Fest steht jedoch, dass unsere westliche Ernährungsweise mit einer zu hohen Zufuhr von vornehmlich säurebildendem tierischen Eiweiß und Getreideprodukten und einer ungenügenden Aufnahme von basenbildenden Mineralien wie Kalium, Magnesium oder Kalzium aus Obst und Gemüse einhergeht.

Aufgrund jahrzehntelang zusammengetragener Erfahrungen und aufgrund vieler Forschungsergebnisse sind sich viele Mediziner und Naturheilkundler sicher, dass diese Lebensführung die Ursache einer Vielzahl von Symptomen und (chronischen) Krankheiten darstellt.

Die ersten Symptome einer latenten Übersäuerung

Die ersten Symptome einer latenten Übersäuerung kommen eher schleichend oder gar versteckt daher, bleiben also nicht selten erst einmal unbemerkt. Es sind in der ersten Stufe zudem auch eher Befindlichkeitsstörungen, die von den Betroffenen kaum richtig gedeutet werden. Dazu können zählen:

▶ Vitalitätsverlust
Allgemeine Antriebsschwäche
Keine körperliche Spannkraft

▶ Schlafstörungen
Ein- und Durchschlafstörungen
Tagesmüdigkeit

▶ Stimmungsschwankungen
Unausgeglichenheit
Häufig übel gelaunt, vielleicht sogar depressiv gestimmt

▶ Unruhezustände
Nervosität
Konzentrationsschwierigkeiten

- ▶ Geringe Belastbarkeit
  Leicht reizbar
  Sehr nervös

- ▶ Verdauungsbeschwerden
  Darmträgheit
  Blähungen
  Chronische Darmreizung

- ▶ Hautprobleme
  Blasse Haut
  Chronische Hautentzündungen
  Hautjucken
  Hautquaddeln

- ▶ Haar- und Nagelprobleme
  Brüchige Nägel
  Brüchige Haare
  Haarausfall

- ▶ Zunehmende Infektanfälligkeit
  Erkältungen
  Nebenhöhlenentzündungen
  Grippale Infekte

- ▶ Chronische Schmerzzustände ohne medizinische Ursachen
  Rheumatische Beschwerden
  Schmerzempfindliche Haut

Es kann, es muss aber nicht ...

Viele dieser ersten Symptome können natürlich auch Anzeichen für eine ganz andere Erkrankung sein. Deshalb ziehen in der Regel die Betroffenen ebenso wenig wie die Medizin eine ursächliche Beziehung zu einer möglichen Übersäuerung in Erwägung. Doch genau das können diese Symptome bereits andeuten.

Erschwerend kommt hinzu: Zwar deutet vor allem das gleichzeitige Auftreten mehrerer Symptome auf eine Übersäuerung hin. Das *muss* es aber nicht! Der eine ist bereits bei nur zwei oder drei Symptomen übersäuert. Der andere ist selbst mit fünf oder mehr Symptomen *nicht* übersäuert, weil sein angegriffener Gesundheitszustand andere Ursachen wie z. B. eine Nahrungsmittelunverträglichkeit, hormonelle Störungen, Vitamin- oder Mineralienmangel hat. Zudem: Es gibt erhebliche individuelle Unterschiede in den genetischen Veranlagungen. Was den einen Körper von Natur aus belastet, kann der andere Körper noch problemlos auffangen und kompensieren.

Nicht selten ist aber eben eine Übersäuerung des Körpers bzw. eine Erschöpfung der Puffersysteme die Ursache. Säuren werden dann z. B. im Bindegewebe gelagert bzw. zwischengelagert, was entsprechende negative Auswirkungen auf die Wasserbindungsfähigkeit des Gewebes, den Hormonhaushalt oder das Immunsystem haben kann. Auch säurebedingte Ablagerungen an den Nerven können in Form von Funktionsstörungen die Ursache für einige der oben genannten Symptome sein.

Sind solche Symptome also tatsächlich auf eine latente Übersäuerung zurückzuführen, sind also die Puffersysteme des Körpers erschöpft, dann helfen vor allem eine langfristige Ernährungsumstellung und damit ein langfristig angelegter Ausgleich des pH-Wertes (s. S. 49–53).

Die schwerwiegenden Folgen einer chronischen Übersäuerung

Im Gegensatz zur Schulmedizin, die in der Regel lediglich die seltene akute und vor allem im Blut nachweisbare Azidose ernst nimmt und dann als Notfall behandelt, sieht die etablierte Erfahrungsmedizin und Naturheilkunde aufgrund zahlreicher Untersuchungen eine latente Übersäuerung an der Entstehung bzw. am Verlauf einer Menge ernsthafterer Erkrankungen beteiligt.

Dazu zählen vor allem:

- ▶ Häufige Infekte
- ▶ Osteoporose
- ▶ Gicht
- ▶ Nierensteine
- ▶ Darm-Erkrankungen
- ▶ Verdauungsstörungen
- ▶ Rheumatische Beschwerden
- ▶ Fibromyalgie (chronische Muskel- und Gliederschmerzen mit multiplen Begleiterscheinungen)

Das Bindegewebe wird krank

Eine zentrale Rolle für einige Beschwerden und Krankheiten spielt das Bindegewebe. Es eignet sich hervorragend als eine Art Zwischenlager, erstens, weil viel davon da ist, und zweitens, weil sich hier wichtige Körper- und Stoffwechselsysteme wie Blutgefäße, Lymphe, Nerven oder Teile des Immunsystems begegnen.

Sind die Nieren wegen einer zu hohen Säurelast überfordert, werden Säuren im Bindegewebe zwischengelagert. Im günstigsten Fall für nur kurze Zeit, bis die Nieren wieder Kapazitäten frei haben. Im ungünstigsten Fall einer latenten Übersäuerung werden hier aber Säuren für sehr viel länger gebunden. Und das kann zu erheblichen Stoffwechselstörungen, zu Störungen des Hormonhaushalts oder des Immunsystems führen.

Cellulite – die ungeliebte Orangenhaut

Nicht zuletzt kann es durch eine zu hohe Säurebindung zu Bindegewebsveränderungen kommen. Das Gewebe verändert seine Fähigkeit zur Wasserbindung, wird dadurch in seiner Funktion eingeschränkt und zeigt Veränderungen seiner Struktur. Das Ende vom Lied ist nicht selten die sogenannte Cellulite (Orangenhaut). Dabei handelt es sich um eine dellenförmige Veränderung der Hautoberfläche als Ausdruck von subkutanen Fetteinlagerungen im weiblichen Oberschenkel- und Gesäßbereich, die an die Oberfläche einer Orange erinnert.

Osteoporose – wenn die Knochen schwinden

Je häufiger und je anhaltender der Körper übersäuert wird und je intensiver und nachhaltiger die Puffersysteme überfordert werden, desto mehr muss der Körper auf seine Basenspender zurückgreifen. Und das sind die Knochen. Denn sie stellen das größte Basendepot dar. Hier ist nahezu das gesamte Kalziumdepot des Körpers in Form von Kalziumphosphat, einem basischen Salz, eingelagert.

Um die Puffersysteme funktionstüchtig zu halten, werden die basischen Phosphate und das Kalzium (neben Kalium, Phosphor und Magnesium) aus den Knochen herausgelöst. Das Kalzium wird dann über die Nieren ausgeschieden. Bei einer längerfristigen Übersäuerung macht der Kalziumverlust die Knochen zunehmend instabil, denn es ist für die Stabilität der Knochen verantwortlich. Den Abbau der Knochensubstanz und seine Folgen bezeichnet man als Osteoporose, die im sogenannten »Witwenbuckel« mit Wirbeleinbrüchen endet und/oder mit häufigen Knochenbrüchen einhergeht.

Dysbakterie – wenn sich die Darmflora ändert

Die Hauptdarsteller im Darm sind die Verdauungsenzyme. Und die wiederum sind auf ein basisches Milieu angewiesen, um Fette, Eiweiße, Kohlenhydrate etc. aufzuspalten und dem Körper in verwertbarer Form zur Verfügung zu stellen. Stellt sich über längere Zeit ein Basenmangel ein, können die Verdauungsenzyme nicht mehr richtig arbeiten. Die Folgen sind eine unvollständige Verdauung und daraus entstehende Gärungsprozesse und Gärungsgase, also Blähungen.

Zudem verändern eine länger anhaltende Verschiebung des pH-Wertes in den sauren Bereich und die daraus resultierenden Gärungsprozesse die gesamte Darmflora, in der Mikroorganismen (Darmbakterien) eine entscheidende Rolle spielen. Die zur Verdauung benötigten Darmbakterien unterscheidet man in »gut und böse«. Gut sind jene, die für Verdauung und unsere Gesundheit von Vorteil sind, wie z. B. Milchsäurebakterien (Laktobakterien) oder Bifidobakterien. Böse hingegen sind pathogene (krankheitserregende) Mikroorganismen, die, wie z. B. die Fäulnisbakterien (Kolibakterien), Unwohlsein und Krankheiten hervorrufen.

Kippt der pH-Wert lang anhaltend in den sauren Bereich, ziehen sich die guten Bakterien zugunsten der Fäulnisbakterien zurück, weil ihnen das Milieu nicht mehr »schmeckt«. Diesen Zustand nennt man Dysbakterie. Gesundheitsschädlich ist jedoch nicht allein der Rückzug der guten Bakterien, sondern vor allem, dass der Darm mehr und mehr mit den giftigen Abbauprodukten der schädlichen Kolibakterien zu kämpfen hat.

So kann es über eine länger anhaltende Dysbakterie zu Veränderungen der Darmschleimhaut kommen, die im Normalfall für wichtige Nährstoffe durchlässig, für unverdaute Nahrungsbestandteile oder gar Giftstoffe jedoch undurchlässig ist. Wird infolge einer Dysbakterie die Durchlässigkeit des Darms größer, können auch unverdaute Nahrungsbestandteile oder Giftstoffe die Darmschleimhaut passieren. So kommt es schließlich zu einer schleichenden und chronischen Vergiftung des gesamten Stoffwechsels.

Floaten zu viele Abfallprodukte durch den Körper, werden sie unter anderem auch in der Gewebeflüssigkeit zwischen den Zellen deponiert. Im Zellzwischenraum behindern sie dann die normalen Stoffwechselprozesse, weil einerseits die Versorgung der Zellen mit lebenswichtigen Bausteinen beeinträchtigt wird. Andererseits können Schadstoffe aus den Zellen nicht mehr genügend abtransportiert werden.

Um die schleichende Vergiftung des Körpers zu verhindern bzw. abzubauen, setzt der Körper alle möglichen Energien dazu ein, die belastenden Stoffe auszuscheiden. Nicht zuletzt die Nieren und die Leber müssen dazu einen erheblich höheren Beitrag leisten als normal. Die Folge besteht in einer zunehmenden Schwächung des Stoffwechsels und des Immunsystems. Und das wiederum ist ein Einfallstor für eine **erhöhte Infektanfälligkeit**, für **Allergien**, **Nahrungsmittelunverträglichkeiten** und chronische Entzündungsprozesse wie z. B. **Rheuma** oder eine **Fibromyalgie**.

Und nicht zuletzt begünstigt eine Dysbakterie auch eine übermäßige Besiedlung des Darms mit schädlichen Pilzen wie *Candida albicans*, was Blähungen und Durchfall hervorrufen kann.

Nierensteine

Das Puffersystem der Knochen, aus denen bei einer Säureüberlastung Kalziumphosphat herausgelöst wird (s. S. 16, S. 31), kann zu Nierensteinen führen. Denn während die basischen Phosphate zur Pufferung der Säurelast benötigt werden, muss das übrigbleibende Kalzium über die Nieren ausgeschieden werden. Es kommt also zu einer erhöhten Kalziumkonzentration im Harn. In Verbindung mit Säure können sich so Nierensteine bilden, die wiederum die sehr schmerzhaften Nierenkoliken auslösen können.

Muskelverlust

Um die freien Säuren in den Nieren zu binden, stellen die Nierenzellen Ammoniak zur Verfügung. Als Ammoniak-Vorstufe benötigten sie dazu Aminosäuren, die von den Nieren bereitgestellt werden. Bei einem Säureüberschuss kommen die Nieren mit der Ammoniakproduktion nur dann nach, wenn sie die zur Produktion benötigten Aminosäuren woanders abrufen als aus den Nieren selbst – z. B. aus den Muskeln. So kann es bei einer lang anhaltenden Übersäuerung zu einem Verlust von Muskelmasse kommen.

Gicht

Purine sind Stickstoffverbindungen, die vor allem in Nahrungsmitteln wie Innereien, Wurst, Schweinefleisch, aber auch in Hülsenfrüchten und Erdnüssen vorkommen. Purine werden im Körper zu Harnsäure abgebaut. Diese wiederum wird an Eiweiße gebunden und über die Nieren ausgeschieden. Normalerweise.

Bei einer purinlastigen Fehlernährung (allerdings auch infolge von Stoffwechselkrankheiten) kann der Körper jedoch nicht alle Harnsäure abfangen und abführen. Infolgedessen lagert sich die überschüssige Harnsäure in Form von Kristallen in verschiedenen Körperregionen, typischerweise aber vor allem in den Großzehengelenken ab. Diese Form einer lokalen Übersäuerung führt zu schmerzhaften Entzündungen.

Eine Gichtdiät besteht in der Regel vor allem im Verzicht auf purinhaltige Lebensmittel wie Fleisch, Wurst, Hülsenfrüchte oder Krustentiere. Auch auf Bier sollte verzichtet werden, weil es erstens Purine enthält, und zweitens, weil Alkohol die Harnsäureausscheidung hemmt und somit die Harnsäurekonzentration erhöht. Basenbildende Lebensmittel (s. S. 40–43) hingegen sind erlaubt und erwünscht.

Wie Säuren im Körper entstehen

Es ist vor allem die Ernährung, mit der wir den Säure-Basen-Haushalt entscheidend beeinflussen. Doch leider ist der Einfluss in der Regel negativ. Was wiederum vor allem an der Art und Weise und an den Hauptbestandteilen unserer Ernährung liegt. Denn die hat sich im Laufe des Zivilisationsprozesses dahingehend entwickelt, dass wir immer mehr säurebildende Lebensmittel zu uns nehmen.

Wovon wir uns ernähren

Zentrale Bestandteile der modernen westlichen Ernährung sind heute im Wesentlichen Getreide- und Weißmehlprodukte (Müsli, Brot, Nudeln etc.), Fleisch, Wurst, Fisch und Käse. Für die meisten Menschen gibt es kaum eine Mahlzeit oder Zwischenmahlzeit, in der nicht irgendeins der genannten Lebensmittel eine (bestimmende) Rolle spielt. In allen diesen Lebensmitteln sind aber leider in erheblichen Mengen Proteine vorhanden, also Eiweiße. Und die sind das Problem, denn es sind hauptsächlich Proteine, vor allem die tierischen Eiweiße, die sich bei der Verstoffwechselung als mächtige Säurebildner erweisen.

Obst und Gemüse gehören zwar auch auf den durchschnittlichen Speiseplan, sie spielen allerdings bei Weitem nicht die Rolle, die sie mit Blick auf eine gesunde Ernährung im Allgemeinen (Vitamine, Mineralien, sekundäre Pflanzenstoffe) und mit Blick auf die Säure-Basen-Balance im Besonderen spielen müssten. Vor allem in der industriell verarbeiteten Form als Konserve oder Fertiggericht (Convenience Food) gehen viele wertvolle Vitalstoffe verloren, werden denaturiert und verlieren ihre gesunde Wirkung. Doch ausgerechnet frisch und schonend zubereitetes Obst und Gemüse sind die entscheidenden basischen Gegenspieler zu den sauer machenden Proteinen aus Fleisch- und Getreideerzeugnissen.

Wie uns Proteine sauer machen

Nahrungseiweiße, wie sie z. B. in Fleisch oder Getreide vorkommen, bestehen aus langen Ketten von sogenannten Aminosäuren. Aminosäuren kommen nicht nur im Nahrungseiweiß vor. Sie sind Grundbausteine des Lebens überhaupt, die auch für den menschlichen Körper eine entscheidende Rolle an vielen Stellen und in vielen Prozessen spielen. Sie bilden Gewebe, Organe, Muskeln, Haut und Haare, sind die Vorstufe von Enzymen und Neurotransmittern und regulieren fast alle Stoffwechselprozesse im menschlichen Körper.

Zwei der in Nahrungsproteinen enthaltenen Aminosäuren stellen jedoch für den Säure-Basen-Haushalt ein Problem dar (Methionin und Cystein), weil sie schwefelhaltig sind. Nicht, dass schwefelhaltige Aminosäuren ungesund wären. Im Gegenteil, auch sie sind wichtig für den gesunden Organismus. Doch bei der Verstoffwechselung dieser Aminosäuren entsteht extrem saure Schwefelsäure. Und die kann bei einer Ernährung, die überwiegend aus eiweißhaltigen Lebensmitteln besteht, das Säure-Basen-Gleichgewicht negativ beeinflussen. Es sind also hauptsächlich eiweißhaltige Lebensmittel, die säuernd wirken.

Was uns sauer macht

Sehr proteinhaltige und damit säuernde Nahrungsmittel sind vor allem:

- ▶ Fleisch
- ▶ Wurst
- ▶ Fisch
- ▶ Eier
- ▶ Milchprodukte wie Käse oder Quark
- ▶ Nüsse
- ▶ Hülsenfrüchte (z. B. Erbsen, Kichererbsen, Soja, Mungobohnen, Linsen)
- ▶ Getreideprodukte (Brot, Nudeln, Müsli etc.)

Zitronen und Co. –
sauer muss nicht sauer wirken

Der Geschmack eines Nahrungsmittels, der uns normalerweise untrüglich signalisiert, ob es verzehrbar ist und ob wir uns damit Bitterstoffe oder Salze, Zucker oder Säuren zuführen, sagt leider selten etwas über seine saure oder basische Wirkung im Körper aus.

So schmecken Zitrusfrüchte, allen voran die Zitrone, eindeutig sauer. Schuld daran ist neben der Ascorbinsäure (Vitamin C) vor allem die Zitronensäure. Die ist aber chemisch gesehen eine schwache Säure und wird wie andere Fruchtsäuren auch im Zitronensäurezyklus zu Kohlendioxid abgebaut – und über die Lungen abgeatmet. Zitrusfrüchte wirken sich also entgegen der geschmacklichen Signale nicht säuernd aus.

Im Gegenteil: weil in Zitronen in weit größerer Menge basische Zitronensäuresalze enthalten sind, wirkt die Zitrone, wie die meisten anderen sauer schmeckenden Lebensmittel auch, basisch.

Umgekehrt wirken Softdrinks wie Cola- und Limogetränke, obwohl sie extrem süß schmecken, säurebildend. Es ist vor allem die in ihnen enthaltene Phosphorsäure, die dafür sorgt, dass die Liebhaber dieser Erfrischungsgetränke mit jeder Flasche immer saurer werden.

Vegetarisch oder vegan –
kein Schutz vor Übersäuerung

Der landläufigen Vorstellung, dass eine vegetarische Ernährungsweise, also der Verzicht auf Fisch und Fleisch (nicht aber auf Milch, Eier oder Honig), oder eine vegane Ernährungsweise (Verzicht auf *alle* tierischen Produkte, also auch auf Milch und Eier etc.) gesünder sei, muss man aus Sicht der Säure-Basen-Balance widersprechen. Denn im Bemühen, auf tierische Lebensmittel zu verzichten, weichen Vegetarier und Veganer häufig auf einen hohen Anteil an Getreide- und

Vollkornprodukten aus, die zwar insgesamt wertvolle Nahrungsmittel darstellen, aber auch einen hohen Eiweißanteil aufweisen. So ernähren sich sowohl Vegetarier wie auch Veganer bisweilen durchaus säurelastiger als gemäßigte (!) Fleisch- und Fischesser.

Sport – zu viel und zu wenig, beides macht sauer

Beim Sport und körperlicher Anstrengung liegt das Optimum wie so oft im Leben nicht in den Extremen, sondern ziemlich genau in der Mitte. Moderater Sport kann ein Segen sein, gar keine Bewegung oder extremer Sport kann zum Fluch werden.

Beginnen wir bei den Bewegungsmuffeln: Wer sich zu wenig oder gar nicht bewegt und sich am liebsten vom Bett aus direkt ins Auto wälzt, um dann mit dem Aufzug ins Büro zu fahren und abends als Couch-Potato vor der Glotze mit einer Tüte Chips und einer Flasche Bier im Arm den Tag ausklingen zu lassen, wird über kurz oder lang gesundheitliche Probleme erwarten dürfen. Über die medizinischen Risiken eines solchen Lebenswandels wird seit vielen Jahren hinlänglich und in breiter Öffentlichkeit berichtet.

Mit Blick auf die Säure-Basen-Balance hat dieser Lebenswandel einen zusätzlichen negativen Effekt. Muskeln brauchen für die Energiegewinnung Sauerstoff. Versorgt der Kreislauf jedoch wegen mangelnder Bewegung die Muskeln nicht mehr ausreichend mit Sauerstoff, geht den Muskeln auf der Couch im wahrsten Sinne die Luft aus. Also produziert der Körper die Energie eben ohne Sauerstoff, allerdings unter Bildung von Milchsäure, was wiederum zu einer Übersäuerung der Muskeln und des Bindegewebes führt. Zudem wird bei Bewegungsmangel zu wenig Kohlensäure über die Lunge ausgeatmet, was zu einer Übersäuerung mit Kohlensäure führt.

Wer es umgekehrt mit der sportlichen Belastung übertreibt, wird, auf anderem Niveau, einen ähnlichen Effekt spüren: Sportler, die sich zu sehr verausgaben, sich also im sogenannten »anaeroben Bereich« (im sauerstoffarmen bzw. -freien Bereich) befinden, provozieren eine Sauerstoffnot. Die Folge: Auch jetzt muss Energie ohne Sauerstoff bereitgestellt werden. Es entsteht Milchsäure, die als schwer abbaubares Stoffwechselendprodukt den Organismus belastet. Es kommt zu Atemnot, die Muskulatur versagt ihren Dienst, weil die Säureneutralisation des Körpers nicht mehr nachkommt. Die Leistung fällt stark ab oder bricht gar völlig zusammen. Ambitionierte Amateursportler und Leistungssportler kennen diesen unerfreulichen Zustand.

Gerade für Sportler, die ihrer Leidenschaft auf hohem Leistungsniveau nachgehen, ist eine sehr basenreiche Ernährung äußerst hilfreich, weil sie dabei hilft, Übersäuerungszustände zu verhindern, und die Regeneration beschleunigt.

Aus medizinischer Sicht, auch und gerade mit Blick auf eine gesunde Säure-Basen-Balance, ist vor allem eine moderate, aber regelmäßige sportliche Belastung empfehlenswert.

Diäten und Fasten – auch da wird man sauer

Diäten ebenso wie Fastenkuren gehen in der Regel mit einer eingeschränkten oder weitestgehend eingestellten Ernährung einher. So sinnvoll dies von Fall zu Fall sein kann, so sollte man sich dennoch darüber im Klaren sein, dass der Körper in diesen Zeiten einen Säureüberschuss produziert. Denn der Sinn und Zweck solcher Diäten besteht ja in den meisten Fällen in einer beabsichtigten Gewichtsabnahme, das heißt, die körpereigenen Fettreserven sollen abgebaut werden. Schaltet der Körper aber auf dieses künstlich provozierte Notprogramm um, also auf die Energiegewinnung aus körpereigenem Fett, entstehen beim Abbau von Fettsäuren saure Stoffwechselendprodukte – die sogenannten Ketonsäuren. Wer also fastet oder nach Diät lebt, sollte immer auf eine ausreichende Basenzufuhr (z. B. über Gemüsebrühen) achten, um diesen künstlich hervorgerufenen Säureüberschuss abzufedern.

Wo die Basen herkommen

Entscheidend dafür, ob ein Lebensmittel basisch oder sauer wirkt, ist die Säure- bzw. Basenbilanz nach der Verstoffwechselung im Körper. Denn viele Lebensmittel haben sowohl eine säure- als auch gleichzeitig eine basenbildende Wirkung. Sind mehr basenbildende Inhaltsstoffe in einem Lebensmittel enthalten als säurebildende, gilt es als Basenbildner, umgekehrt als Säurebildner. Je größer die Differenz, desto schwergewichtiger ist das Lebensmittel als Basen- oder Säurebildner einzustufen (s. S. 42 f.).

Obst und Gemüse – die Basenbildner

Die Stoffwechselprozesse und das Zusammenwirken der unendlich vielen Inhaltsstoffe unserer Lebensmittel sind sehr komplex. Und vieles davon ist bislang wissenschaftlich noch nicht geklärt, geschweige denn bewertet. Was jedoch mit ziemlicher Sicherheit gesagt werden kann, ist, dass Lebensmittel mit einem hohen Mineralstoffanteil, hier vor allem Kalium, Magnesium, Kalzium und Natrium, und mit einem geringen Eiweißanteil basenbildend wirken. Und zu dieser Gruppe von Lebensmitteln zählen vor allem Obst, Gemüse, Keimlinge und Kräuter.

Zwar wirken die einzelnen Obst- und Gemüsesorten unterschiedlich stark basenbildend, doch generell kann man sagen, dass aus dieser Gruppe von Lebensmitteln die großen Gegenspieler zu den säurebildenden Lebensmitteln (Fleisch, Fisch, Wurst, Getreide) stammen und im Speiseplan entsprechend Berücksichtigung finden sollten.

Kalium – ein guter Indikator

Neben Kalzium, Natrium und Magnesium wird dem Kaliumgehalt eines Lebensmittels ein recht hoher Stellenwert in Hinblick auf dessen basenbildende Wirkung zugeschrieben. Zwar enthalten auch Fleisch oder

Muscheln sowie Milch und Milchprodukte (Käse) mehr oder weniger hohe Kaliumkonzentrationen, doch diese Lebensmittel wirken trotz des Kaliumgehaltes in der Säure-Basen-Bilanz eindeutig säurebildend.

Besonders kaliumhaltige Obst- und Gemüsesorten

	Lebensmittel	Kaliumgehalt in mg pro 100 g
Früchte	Aprikosen (getrocknet)	1700
	Pfirsiche (getrocknet)	1100
	Datteln (getrocknet)	790
	Feigen (getrocknet)	780
	Rosinen	725
	Pflaumen (getrocknet)	700
	Aprikosen (frisch)	440
	Bananen	420
	Honigmelone, Avocados	330–503
	Pflaumen, Mirabellen, Johannisbeeren rot, Kiwis	221–295
Gemüse	Spinat (frisch)	662
	Mangold	550
	Champignons	520
	Pfifferlinge	507
	Steinpilze	486
	Rosenkohl	450
	Artischocken, Löwenzahnblätter	430
	Rote Bete, Endivie, Kohlrabi, Brokkoli, Gartenkresse	421–633
	Feldsalat	421
	Kartoffeln, Grünkohl	410
	Tomaten, Rettich, Schwarzwurzel, Sellerie, Blumenkohl	297–328
Nüsse	Mandeln	690
	Haselnüsse	618

Zur Orientierung: saure, neutrale und basische Lebensmittel

Wie beschrieben gibt es also saure und basische bzw. säurebildende und basenbildende Lebensmittel, je nach deren Gehalt an Eiweißen (säurebildend) einerseits und Mineralien (basenbildend) andererseits. Wenn sich die Wirkung in etwa die Waagschale hält, dann können bestimmte Lebensmittel auch als neutral eingestuft werden.

Um sich an die Einteilung der alltäglichen Lebensmittel in sauer und basisch zu gewöhnen und sich erst einmal einen Überblick zu verschaffen, zur ersten Orientierung die hier folgende Tabelle:

stark sauer

- ▶ Eier (v. a. Eigelb)
- ▶ Laugengebäck, Löffelbiskuit, Gelatine und Backpulver (von beidem verarbeitet man ja aber nur geringfügige Mengen), Leinsamen, Hafermehl, Vollkornkekse
- ▶ Mungobohnen
- ▶ Parmesan, Butterkäse, Chester, Bergkäse, Scheibletten, Stilton, Trappistenkäse, Greyerzer
- ▶ Thunfisch, Rinderleber, Kalbsleber, Garnelen, Miesmuscheln

sauer

- Brot, Nudeln, Gebäck, diverse Cerealien, Reis (ungeschält)
- Erfrischungsgetränke wie Cola und Limo
- Käse, Fleisch, Wurst, Fisch, Schalentiere

eher neutral

- Öle wie Raps-, Sonnenblumen-, Oliven-, Sesam-, Walnuss- oder Leinöl
- Butter, Margarine, Milch, Dickmilch, Naturjoghurt (Vollmilch), Kefir, Sahne
- Tee, Trinkwasser, Früchte- und Kräutertees, Bier
- Pistazien, Pekannüsse, Mandeln

basisch

- Gemüse (nahezu alle Sorten), Salat, Kräuter (viele Sorten), Kartoffeln
- Obst (nahezu alle Sorten), Fruchtsäfte (ohne Zuckerzusatz)
- Pilze (alle gängigen Sorten)
- Kaffee und Wein

stark basisch

- Trockenobst (nahezu alle Sorten, v. a. Feigen u. Pflaumen)
- Kräuter, v. a. Dill, Kerbel, Petersilie (frisch und getrocknet)
- Spinat, Fenchel, Mangold

Lebensmittel-Tabellen und ihre Aussagekraft

Die seit etwas mehr als 100 Jahre erforschten Zusammenhänge zwischen der Ernährung und ihrer Wirkung auf die Säure-Basen-Balance im Körper machten und machen natürlich nur dann Sinn, wenn die Ergebnisse all der Forschungsbemühungen und der vielen Studien in ein handhabbares Konzept fließen. Will heißen, wenn sie in einem übersichtlichen, nachvollziehbaren und im Alltag praktikablen System von einfachen Ernährungstipps umsetzbar sind. Zu diesem Zweck sind einige Lebensmittel-Tabellen entwickelt und veröffentlicht worden, von denen im Wesentlichen zwei bis heute bedeutend sind.

Ragnar Berg – der erste Basentheoretiker

Der erste namhafte Forscher, der sich mit der säure- und basenbildenden Wirkung von Lebensmitteln intensiv beschäftigte, war der Schwede Carl Gustav Ragnar Berg (1873–1956). 1911 präsentierte er seine Basentheorie, auf der beruhend Berg eine Ernährungsweise mit einem deutlichen Basenüberschuss propagierte. 1913 veröffentlichte er, basierend auf der Erkenntnis, dass die Asche verbrannter pflanzlicher Nahrungsmittel alkalisch (also basisch) reagierte, erste Tabellen zur Basen- und Säurewertigkeit von Lebensmitteln.

Berg, ein begeisterter Kartoffelliebhaber, war jedoch weder Vegetarier noch predigte er den Verzicht auf jedwede eiweißhaltige Nahrung. Im Gegenteil: Er sprach sich ausdrücklich für den Verzehr von Brot und Fleisch und Fisch und Käse etc. aus. Seinen Untersuchungen zufolge plädierte er aber für eine deutlich basenüberschüssige Ernährung: Ein gesunder Verteilungsschlüssel bestehe darin, fünfmal so viel basische wie säurebildende Nahrung aufzunehmen.

Dieser Ratschlag bezog sich aber nicht zwingend auf jede einzelne Mahlzeit, nicht einmal auf das Tagesverhältnis. Hauptlieferant von

Kohlenhydraten solle die Kartoffel sein – und keine Getreideerzeugnisse wie Brot.

Seit den 1920er-Jahren wurde die von ihm propagierte Ernährungsweise in Deutschland populär, erfuhr dann aber immer weniger Beachtung – nicht zuletzt auch deshalb, weil die Menschen im und nach dem Zweiten Weltkrieg andere Sorgen hatten.

Die Remer-Manz-Tabellen

Nachdem der Säure-Basen-Theorie lange Zeit kaum noch Beachtung geschenkt worden war, erlebte sie seit den 1980er-Jahren einen erneuten Aufschwung. Zu verdanken war dies vor allem den Professoren Thomas Remer (Forschungsinstitut für Kinderernährung in Dortmund), Friedrich Manz (Nierenfacharzt) und Jürgen Vormann (Institut für Ernährung und Prävention in Ismaning), die sich erneut der Erforschung von Säure- und Basenbildnern in der Nahrung und ihrer Auswirkung auf den Körper zuwandten.

Remer und Manz legten dann 1995 neue Lebensmitteltabellen vor, in denen die säure- bzw. basenbildende Wirkung von Lebensmitteln mit einer neuen Formel, der sogenannten PRAL-Formel, erfasst wurde. Diese Tabellen sind bis heute richtungweisend und als Grundlage für eine Ernährungsweise in der Säure-Basen-Balance anerkannt.

Die PRAL-Formel

PRAL leitet sich aus dem Englischen ab und steht für »Potential Renal Acid Load«, was so viel heißt wie: »potenzielle Säurebelastung der Nieren«. Die Bezeichnung verweist auf die Berechnungsgrundlagen der Formel. Sie beziffert nämlich die zu erwartende Höhe der Säureausscheidung nach der Verstoffwechselung eines Lebensmittels am Ausleitungsorgan Niere.

Zur Berechnung wurde der Gehalt an schwefelhaltigen Aminosäuren im Lebensmittel herangezogen, die Höhe des basenbildenden Mineralstoffgehalts (Kalium, Kalzium, Natrium, Magnesium) sowie die

Resorptionsquote des betreffenden Lebensmittels im Darm (wie stark es also vom Darm aufgenommen wird). Die ermittelten PRAL-Werte wurden zudem in vergleichenden Messuntersuchungen im 24-Stunden-Urin bestätigt.

Gemessen wird in Milliäquivalent (mÄq), wobei ein Milliäquivalent Base (–1 mÄq) in der Lage ist, jeweils ein Milliäquivalent Säure (+1 mÄq) auszugleichen. Um ein ausgeglichenes Säure-Basen-Verhältnis mit der Ernährung zu erzielen, sollte die Bilanz einer Mahlzeit oder der verzehrten Lebensmittel pro Tag also mindestens neutral sein. Um einen Basenüberschuss zu erreichen, sollte unter dem Strich immer ein Minuswert (also ein basischer Wert) erzielt werden.

Die Grenzen der PRAL-Tabelle

Grundsätzlich ist die PRAL-Tabelle zur Orientierung sehr hilfreich. Die jeweiligen Werte machen eine Aussage zu der sauren bzw. basischen Wirkung eines Lebensmittels nach seiner Verstoffwechselung. Und dennoch können solche Werte und Tabellen nur zur Orientierung dienen.

Denn erstens schwankt der Gehalt der gemessenen Inhaltsstoffe bereits bei ein und demselben pflanzlichen Lebensmittel je nach Anbaumethode, Herkunftsland, Sorte oder Reifegrad erheblich. Auch bei tierischen Produkten gibt es natürliche Schwankungen.

Zweitens nimmt auch die Art der Verarbeitung der Lebensmittel Einfluss auf ihren basen- oder säurebildenden Effekt.

Und drittens gestaltet sich die Aufnahme der Nahrungsmittel im Darm individuell durchaus unterschiedlich, denn kein Mensch ist dem anderen gleich.

Insofern kann die PRAL-Tabelle nach Remer und Manz nur durchschnittliche Werte zur Orientierung bieten. Was ja aber schon recht viel ist.

Doch die PRAL-Tabelle ist zuvorderst das Ergebnis einer wissenschaftlichen Messmethode und damit nur beschränkt alltagstauglich. Denn es ist für die meisten Menschen weder zumutbar noch praktikabel, bei jedem Frühstück und bei jeder Mahlzeit auf Punkt und Komma und in Milliäquivalent (mÄq) genau auszurechnen, ob man noch eine ausbalancierte oder basenüberschüssige Zusammenstellung auf dem Teller hat – oder eben nicht, also sich bereits im sauren Bereich bewegt.

Kaffee, Essig, Zucker und Purine – sauer oder nicht sauer, das ist hier die Frage

Hinsichtlich einiger Lebensmittel und Inhaltsstoffe gibt es durchaus unterschiedliche Ansichten. So werden in der PRAL-Tabelle z. B. keine Purine erfasst. Einige Wissenschaftler sind in der Tat der Ansicht, dass die beim Abbau von Purinen entstehende Harnsäure, die zu Gichtanfällen führen kann (s. S. 34), in keinem Zusammenhang mit dem übrigen Säure-Basen-Haushalt des Körpers steht. Andere hingegen sehen in den Abbauprozessen zu Harnsäure durchaus einen Einfluss auf den Säure-Basen-Haushalt und plädieren für einen weitestgehenden Verzicht auf purinhaltige Lebensmittel, v. a. beim Basenfasten.

Eine ähnliche Diskussion wird um die Wirkung von Kaffee, Zucker und Essig geführt. Kaffee wird in der PRAL-Tabelle als leicht basisch eingestuft. Manche Naturheilkundler verweisen jedoch auf die im Kaffee enthaltene Chlorogensäure und betrachten Kaffee eher als Säurebildner. Ähnliches gilt für den Zucker, der in der PRAL-Tabelle als neutral geführt wird, den manche Vertreter der Erfahrungsmedizin aber durchaus zu den Säurebildnern zählen. Und auch Essig wird bei den einen als leicht basisch gewertet, bei den anderen eher als leicht sauer.

Für diese Grenzfälle gilt: Wer Probleme mit Harnsäure und Gicht hat, sollte purinhaltige Lebensmittel beiseitelassen. Wer Probleme mit dem Kaffeegenuss hat (Sodbrennen, s. S. 12), sollte ihn einschränken oder den Kaffee ganz weglassen – egal ob dies nun der reinen Lehre des einen oder des anderen entspricht oder nicht. Alle anderen dürfen sich sicher sein: Morgens eine Tasse Kaffee mit einem Löffel Zucker oder hin und wieder ein Schuss Essig im Salat kann keinen gesunden Säure-Basen-Haushalt ernsthaft ins Wanken bringen.

Wer sich hingegen für ein therapeutisches Basenfasten entscheidet, sollte weglassen, was man ihm rät wegzulassen, und auf die Erfahrung der Therapeuten vertrauen. Auch das kann nicht schaden.

Praktikabel und übersichtlich – Die Basen-Balance-Formel

Insofern bietet dieses Buch mit einer Einteilung der meisten im Handel üblicherweise erhältlichen Lebensmittel in jeweils drei saure und drei basische Gruppen und in eine neutrale Gruppe eine deutliche Vereinfachung an. Darüber hinaus bietet die einfache **Basen-Balance-Formel** (s. S. 54) eine Unzahl von Kombinationsmöglichkeiten. Mit dieser Formel behalten Sie den Überblick, ob Sie sich mit der jeweiligen Mahlzeit oder mit Ihren Tagesrationen in einer ausgewogenen Säure-Basen-Balance befinden, ob Sie sich vielleicht sogar im Basen-Plus bewegen oder ob Sie bei der nächsten Mahlzeit (oder am nächsten Tag) mit einem deutlichen Basenüberschuss noch ein wenig nachjustieren müssen.

Also: Auf geht's!

Es soll ja schmecken!
Tipps zur Ernährung
in der Säure-Basen-Balance

Bevor im Folgenden die Basen-Balance-Formel mit der dazugehörigen Tabelle erklärt wird und bevor Sie sich mithilfe der Rezepte direkt an die Umsetzung begeben können, hier noch ein paar generelle Tipps zur Ernährung und zu einer Ernährung im Einklang mit der Säure-Basen-Balance.

Essen muss schmecken!

Essen hat etwas mit Genuss zu tun. Bei dem einen mehr und mit größerem Anspruch, bei dem anderen weniger. Aber ein Ernährungsplan, der nicht schmeckt, wird erfahrungsgemäß nicht lange befolgt. Ein Ernährungsplan in der Säure-Basen-Balance sollte den Genuss also immer auch berücksichtigen. Und dem steht auch nichts im Weg, denn ...

Es ist alles erlaubt!

Die gute Nachricht: Wer in der Säure-Basen-Balance leben will, muss auf nichts verzichten! Brot, Nudeln, Fisch, Fleisch, Käse, Obst, Gemüse, Gewürze, Kräuter – alles kein Problem. Sie sollten von dem ein oder anderen einfach nur etwas weniger essen. Das ist alles. (Mehr dazu ab S. 50)

Fisch, Fleisch, Käse – gesunde Säurebildner!

Zwar sind Fisch, Fleisch und Käse mehr oder weniger kräftige Säurebildner, sie liefern aber auch wichtige und gesunde Nährstoffe: Eiweiße ebenso wie Vitamine, Fettsäuren oder Mineralien etc. Ihre Säurebildung lässt sich mit basischen Begleitern auf dem Speisezettel nach der einfachen Basen-Balance-Formel (s. S. 54 ff.) neutralisieren. Es gibt also keinen Grund, darauf zu verzichten.

Die goldene Säure-Basen-Regel

Weniger Fleisch, Fisch, Meeresfrüchte, Aufschnitt, Käse

Mehr Obst, Gemüse, Salat, Kräuter und Keimlinge

Obst und Gemüse haben Vorfahrt!

Obst und Gemüse sind nicht nur die perfekten Basenbildner und damit die entscheidenden Gegenspieler zu den Säurebildnern. Sie liefern auch jede Menge lebenswichtige Vitamine, sekundäre Pflanzenstoffe und Mineralstoffe (basenbildend!), die in ihrer Kombination vor vielen (auch schweren) Krankheiten schützen. Und allen Fleischfanatikern sei gesagt: Ein Blick in mediterrane oder auch asiatische Kochbücher reicht, um zu wissen, auch Gemüse lässt sich relativ einfach sehr schmackhaft zubereiten. Es geht! Einfach mal probieren!

Brot, Nudeln und Müsli – auch sie sind gesunde Säurebildner

Getreideprodukte wie Brot oder Nudeln sind zwar ebenso wie Fleisch, Fisch und Co. Säurebildner, aber sie sind auch Energielieferanten und – vor allem in der Vollkornversion – in vieler Hinsicht sehr gesund. Auch hier sollte man keinen Verzicht üben, sondern einfach die Mengen etwas reduzieren. Essen Sie sich nicht mehr unbedingt an Brot satt. Und achten Sie immer auf die basische Begleitmusik!

Und noch ein Tipp zur Energie: Die können Sie sich sehr viel besser über Kartoffeln holen, sie liefern Kohlenhydrate – und sind hervorragende Basenbildner!

Obst und Gemüse – reif und regional am besten!

Die Nährstoffe pflanzlicher Produkte, auch derer, die an der Basenbildung beteiligt sind, entwickeln sich in der vollen Güte nur im Prozess der natürlichen Reifung. Achten Sie also auf erntereife Produkte. Und am besten ist es, wenn sie aus der Region stammen. Denn wenn man sie von weit her importiert, werden sie unreif geerntet und man lässt sie unter Verlust von Inhaltsstoffen auf dem Transport künstlich nachreifen.

Tiefkühlware ist eine Alternative

Tiefgekühltes Obst und Gemüse, wenn es erntereif eingefroren wurde, ist eine ernstzunehmende Alternative zu frischen Produkten. Es ist das ganze Jahr über verfügbar und die wichtigen Inhaltsstoffe bleiben nahezu vollständig enthalten.

Säure-Basen-Balance – keine Diät, eine Ernährungsweise!

Seine Leben auf eine Säure-Basen-Balance oder sogar auf eine basenüberschüssige Ernährung umzustellen heißt nicht, »Diät« zu leben. Jedenfalls nicht im Sinne von »einseitig« oder »Verzicht«. Es ist einfach eine Ernährungsweise, die Schwerpunkte setzt.

Keine Konkurrenz

Natürlich steht die Ernährung im Mittelpunkt einer Menge medizinischer Erkenntnisse. Und seit Jahr und Tag wird geforscht und darüber diskutiert, was gesund ist und was krank macht. Beruhigend ist: Die meisten nicht rein mangelbetonten Ratschläge und Richtlinien zur Lebensführung und Ernährung, die aus all diesen Erkenntnissen resultieren, stehen einer Ernährung in der Säure-Basen-Balance bzw. einer basenüberschüssigen Ernährung nicht im Wege. Sie werden lediglich in der Gewichtung der einzelnen Nahrungsmittel neu oder anders justiert.

Große Umstellung

Bisweilen bedarf es auf dem Weg zur Säure-Basen-Balance einer gravierenden Umstellung der Ernährungsgewohnheiten. Die echten Fleischpflanzen und Gemüsemuffel haben die größte Revolution vor sich. Doch lieb gewonnene Gewohnheiten wird man nicht von heute auf morgen komplett umstellen können. Schleichen Sie sich besser an die neue Ernährungsweise heran. Lassen Sie Woche für Woche immer ein wenig mehr Säurebildner wie Fleisch, Fisch, Käse oder Brot weg, und schalten Sie immer mehr auf Obst und Gemüse um. So lange, bis Sie sich nach der Basen-Balance-Formel ernähren.

Kleine Umstellung

Bei anderen sind nur einige kleine Kurskorrekturen nötig. Wenn Sie z. B. als Vegetarier Ihr Hauptaugenmerk auf Getreide- und Vollkornprodukte gerichtet haben, dann sollten Sie das Verhältnis im Sinne der Säure-Basen-Balance überprüfen und ggf. zugunsten von Obst und Gemüse neu justieren. Eine Umstellung, die Vegetariern nicht sonderlich schwerfallen wird.

Rohkost ist nicht jedermanns Sache

Rohköstler sind überzeugt: Nur roh schmeckt's und nur roh bleibt auch alles erhalten. Was bei genauer Betrachtung nicht ganz stimmt, denn viele Nähr- und Vitalstoffe werden erst beim Erhitzen freigesetzt und sind erst dann für den Körper optimal verfügbar. Zudem verträgt wegen der individuellen enzymatischen Voraussetzungen nicht jeder eine solche Ernährungsweise. Machen Sie es also am besten, wie es Ihnen schmeckt und wie es Ihnen bekommt.

Genießen, nicht schlingen!

Eine Mandel weist eigentlich einen recht hohen Gehalt an Magnesium und Kalzium auf. Wie viel dieser basischen Mineralien Sie aufnehmen, hängt aber auch maßgeblich davon ab, wie intensiv (und genüsslich) Sie kauen. Nur zweimal draufgebissen, so werden Sie die Vitalstoffe kaum aufschließen. Essen Sie also nicht einfach nebenbei, im Stress, im Büro, im Gehen, sondern nehmen Sie sich Zeit. Genießen und kauen Sie. So machen Sie es den nachfolgenden Verdauungsorganen leichter, all jene Stoffe zu erschließen, die der Körper braucht.

Die Basen-Balance-Formel

Für die im Folgenden vorgestellte Basen-Balance-Formel wurden die meisten gebräuchlichen Lebensmittel in jeweils drei saure bzw. basische Gruppen eingeteilt (stark, mittel und schwach). Hinzu kommt noch eine Gruppe von Lebensmitteln, die hinsichtlich ihrer Säure-Basen-Wirkung einen neutralen Status einnehmen.

Wie es geht? Greifen Sie zu!

Den einzelnen Lebensmittelgruppen sind jeweils Punkte zugeordnet.

▶ Der stark sauren Gruppe sind –9 Punkte,
  der mittleren sauren Gruppe –6 und der
  schwach sauren Gruppe –3 Punkte zugeordnet.

▶ Die Gruppe der neutralen Lebensmittel fällt bilanztechnisch nicht ins Gewicht, hat also 0 Punkte.

▶ Die schwach basischen Lebensmittel erhalten 3, die mittleren basischen Lebensmittel 6 und die stark basischen 9 Punkte.

Und jetzt heißt es: Greifen Sie zu! Wie oben bereits erwähnt: Bedienen Sie sich aus allen Lebensmittelgruppen. Auch aus der sauren oder stark sauren Lebensmittelgruppe. Das sind zum Teil hochwertige Lebensmittel, deren Inhaltsstoffe Ihrer Gesundheit dienlich sind. Oder es sind Genussmittel, auf die man einfach nicht verzichten möchte. Es ist also weder gegen ein Stück Fleisch oder Fisch, gegen eine Currywurst oder gegen ein Käsefondue etwas einzuwenden.

Sammeln Sie Punkte! Aber im Basenplus!

Für eine ausgeglichene Säure-Basen-Balance sollten Sie fortan aber darauf achten, dass Sie über den Tag verteilt ein mindestens neutrales Säure-Basen-Konto aufweisen. Am Ende des Tages – noch besser bei jeder einzelnen Mahlzeit – sollten die verzehrten Lebensmittel in der Bilanz also keine Säurelast aufweisen! Sehr gut wäre eine leicht basenüberschüssige Bilanz. Je nach Befindlichkeit wäre sogar auch eine schwer basenlastige Kost empfehlenswert.

Mithilfe der folgenden Tabellen können Sie Ihre Ernährung von Mahlzeit zu Mahlzeit recht einfach auf seine Säure-Basen-Bilanz hin überprüfen. Wenn Sie also in einer Mahlzeit säurelastige Lebensmittel wie ein Stück Fleisch oder Fisch verzehren, dann steht je nach Lebensmittelgruppe eine bestimmte Punktezahl auf dem Säurekonto. Um die Säurelast auszugleichen, sollten Sie so viele Basenbildner in Ihren Speiseplan bzw. in die entsprechende Mahlzeit einbauen, dass bei der Verrechnung mindestens ein leichtes Basenplus unter dem Strich steht.

Die Kombi macht's

Es kommt also darauf an, die Lebensmittel aus den unterschiedlichen Gruppen geschickt zu kombinieren. Die Berechnung ist einfach, die Punkteverteilung bezieht sich auf jeweils 100 g des betreffenden Lebensmittels. Hier ein sehr beliebtes, aber sehr säurelastiges und damit denkbar ungünstiges Beispiel:

1 Rostbratwurst (ca. 100 g) =	–6 Punkte	(mittel sauer)
1 Laugenbrezel (ca. 100 g) =	–9 Punkte	(stark sauer)

–15 Punkte

Die Bratwurst erscheint in einem ganz anderen Licht, wenn man sie nicht mit der stark säurelastigen Brezel, sondern mit einem Weißkohlsalat kombiniert. Dann ist das Säure-Basen-Konto zumindest ausgeglichen:

1 Rostbratwurst (ca. 100 g)	=	–6 Punkte	(mittel sauer)
Weißkohlsalat (200 g)	=	+6 Punkte	(schwach basisch)

+–0 Punkte

Und wenn Sie jetzt noch drei kleine Kartoffeln dazu legen, dann haben Sie nicht nur eine komplette Mahlzeit auf dem Teller, sondern Sie befinden sich bereits im Basenplus, denn der Löffel süßer Senf (leicht sauer) und die ausgelassene Butter (neutral) über den Kartoffeln können die Bilanz nicht wirklich erschüttern:

1 Rostbratwurst (ca. 100 g)	=	–6 Punkte	(mittel sauer)
Weißkohlsalat (200 g)	=	+6 Punkte	(schwach basisch)
Kartoffeln 100 g	=	+6 Punkte	(mittel basisch)

+6 Punkte

Sie sehen, man muss nur ein wenig rechnen bzw. umrechnen, um mit der folgenden Tabelle zurechtzukommen. Es mag am Anfang ein wenig umständlich sein, bei der Planung einer Mahlzeit oder beim Bestellen in einem Restaurant jedes Mal die Tabelle zu Rate zu ziehen. Man möchte vor allem im Restaurant sicherlich nicht die Speisekarte mit akademischem Eifer und Taschenrechner analysieren.

Doch erstens: Sie werden relativ schnell lernen und im Gedächtnis abspeichern, welche Lebensmittel welcher Gruppe zugeordnet sind. Und zweitens: Es gibt eine einfache, aber goldene Regel, mit der Sie im Sinne einer Säure-Basen-Balance bzw. einer basenüberschüssigen Kost nichts falsch machen können.

Der goldene Verteilerschlüssel: 4 zu 1

Zahlreiche starke Säurebildner wie Fleisch oder Käse sind sehr beliebt und gehören bei vielen Menschen zur alltäglichen Kost. Da die meisten basischen Gegenspieler, also die meisten Obst- und Gemüsesorten, jedoch nur als mittel oder schwach basisch einzustufen sind, müssen sie zum Ausgleich der Säurelast die Mahlzeiten rein mengenmäßig deutlich dominieren.

Viele Ernährungswissenschaftler und Mediziner empfehlen deshalb ein Mengenverhältnis von 4:1, d. h. man sollte viermal mehr basisches Obst und Gemüse essen als säurebildende Lebensmittel.

Umgerechnet bedeutet das: 80 Gewichtsprozent der Nahrung sollten basenbildend, 20 Prozent können säurebildend sein. Damit ist man unter dem Strich immer sicher in der Balance oder im Basenplus.

Dementsprechend sollten eiweißhaltige, also säurebildende Lebensmittel eher eine Beilage darstellen und weniger die Hauptrolle spielen. Doch das entspricht leider so ziemlich dem Gegenteil der heutigen Zivilisationskost, in der Brot und Nudeln, Fisch, Fleisch, Wurst und Käse meist den Hauptanteil einer Mahlzeit ausmachen. Den meisten Menschen wird am ehesten diese Neuverteilung von Haupt- und Nebenrolle Probleme bereiten. Krempeln Sie Ihren Speiseplan also nicht von heute auf morgen und so radikal wie möglich um. Trennen Sie sich lieber schrittweise von schlechten Essgewohnheiten und bauen Sie nach und nach immer mehr Obst und Gemüse in Ihren Ernährungsplan ein. Einige Tipps dazu finden Sie im Rezeptteil.

Je saurer Sie sind und je gravierender Ihre Symptome bzw. Befindlichkeitsstörungen sind (s. S. 27 f., S. 30 ff.), desto basenreicher sollte Ihre Ernährung natürlich gestaltet sein. Über die folgenden Tabellen können Sie den Basenüberschuss selbst bestimmen und überprüfen. Viel Spaß dabei!

Die Säure-Basen-Tabelle

Anmerkung:

Kräuter sind nur dann aufgeführt, wenn sie eventuell in relevanten Mengen verwendet werden.

Pflanzenfette und Öle können generell als neutral gewertet werden.

Marinaden wie Essig etc. und **Gewürze** sind in der Regel basisch, fallen aber aufgrund geringer Mengen wenig ins Gewicht.

Auch **Zucker und Honig** können als neutral gewertet werden.

Frisch gepresste Fruchtsäfte sind in der Regel basisch.

Schwarzer Tee, Früchte- und Kräutertee und Mineralwasser sind neutral.

Alkoholische Getränke und Kaffee sind in der Regel neutral oder schwach basisch.

Stark sauer (–9 Punkte, je 100 g)

Brot und Backwaren
  Laugengebäck
  Sojabrot

Getreideprodukte und Mehle
  Hafer, Vollkorn, Schrot und Mehl
  Hirse, Vollkornflocken
  Reis, natur
  Weizenkleie

Teigwaren
  Vollkornnudeln

Frühstückscerealien
Getreideflocken

Kuchen, Torten, Kekse
Löffelbiskuits
Vollkornkekse

Eier
Eigelb
Vollei (Hühnerei)

Käse
Appenzeller, Rahmstufe
Bel Paese, Rahmstufe
Bergkäse, Rahmstufe
Blauschimmelkäse, Rahmstufe
Brie
Butterkäse
Camembert
Chester
Edamer
Edelpilzkäse
Emmentaler
Fortina
Gorgonzola
Gouda
Greyezer
Hüttenkäse
Kochkäse
Kümmelkäse, Rahmstufe
Limburger
Mozzarella
Münster
Parmesan
Quark

Ricotta, Doppelrahmstufe
Romadur
Roquefort
Schafskäse (Feta)
Scheibletten
Schmelzkäse
Stilton, Doppelrahmstufe
Tilsiter
Trappistenkäse
Weinkäse

Fisch und Meeresfrüchte

Aal
Bachsaibling
Forelle
Garnelen
Goldbarsch
Hecht
Heilbutt
Hering
Karpfen
Kaviar, echter
Krabben
Lachs
Lengfisch
Makrele
Miesmuscheln
Renke
Rotbarsch
Sardinen
Scholle
Schwertfisch
Seeteufel

Seezunge
Thunfisch
Tintenfisch

Fleisch – Rindfleisch

Braten
Brust (Rippe)
Filet
Keule
Schulter (Bug)
Steak
Vorderhaxe

Fleisch – Kalbfleisch

Braten
Filet
Gulasch
Kotelett
Steak
Vorderhaxe

Fleisch – Schweinefleisch

Braten
Filet
Schnitzel

Fleisch – Wild und Lamm

Fasan
Hase
Hirsch
Lamm
Rebhuhn
Reh
Spanferkel
Wildente

Wildkaninchen
Ziege

Fleisch – Geflügel
Brathähnchen
Ente
Pute
Suppenhuhn

Fleisch – Innereien
Gänseleber
Kalbsbries
Kalbsleber
Kalbsnieren
Kutteln
Rinderleber

Wurstwaren
Cervelatwurst
Kalbfleischsülze
Kalbsleberwurst
Leberkäse
Leberwurst
Rindfleischsülze
Salami
Schinkenspeck, geräuchert

Hülsenfrüchte
Kichererbsen, getrocknet
Mungobohnen

Nüsse und Samen
Kürbiskerne
Leinsamen
Paranüsse
Pinienkerne

Den Umstieg leicht machen

Beherzigen Sie die folgenden Tipps, um sich selbst davon zu überzeugen, dass Obst und Gemüse ein echter Ersatz für Currywurst und Co. sein können:

▶ Suchen Sie nach frischen, knackigen Lebensmitteln, die Saison haben. Wer in einen mehligen Apfel beißt, darf nicht erwarten, dass er zum Obstfan wird!

▶ Kaufen Sie sich Kochbücher, in denen nachkochbare Rezepte mit Pfiff stehen. Wer nicht weiß, was man mit Gemüse alles veranstalten kann, außer es zu kochen, wird sich keine Chance geben, zum Gemüsefan zu werden.

▶ Suchen Sie – auch mittags vom Büro aus – gute (nicht unbedingt teure) Restaurants oder Imbissrestaurants auf, um zu sehen, wie gemüsig und salatig es gehen kann. Bestellen Sie mal in einem italienischen, türkischen oder asiatischen Restaurant spaßeshalber rein gemüselastige Speisen. Ein gut gemachter italienischer Vorspeisenteller mit Gemüsen der Saison (Antipasti di verdure) lässt jede Erinnerung an ein Steak verblassen!

▶ Und geben Sie sich Zeit! Ernährungsgewohnheiten umzustellen gehört zu den vermutlich schwierigsten Veränderungsprozessen, die vorstellbar sind. Man muss bisweilen viel probieren, bis man schmackhafte Alternativen zu den alten, geliebten Säurebomben gefunden hat. Aber man findet sie. Seien Sie sicher. Sie müssen nur wollen.

Mittel sauer (–6 Punkte, je 100 g)

Brot und Backwaren
Knäckebrot
Salzgebäck
Toastbrot (weiß)
Weizenvollkornbrot
Zwieback

Getreideprodukte und Mehle
Gerstenvollkornflocken
Grünkern, Vollkorn
Grünkernmehl
Mehrkornknäckebrot
Mehrkornschrot
Roggenschrot
Roggenvollkorn
Weizenmehl
Weizenvollkorn

Teigwaren
Eiernudeln
Sojanudeln
Spätzle
Suppennudeln
Teigwaren aus Hartgrieß
Weizennudeln

Kuchen, Torten, Kekse
Amerikaner
Berliner (Krapfen, Pfannkuchen)
Butterkekse
Käsekuchen, Mürbeteig
Marmorkuchen

Plätzchen, Rührteig
Spekulatius

Käse
Schichtkäse

Fisch und Meeresfrüchte
Anchovis
Kabeljau
Langusten
Schellfisch
Steinbutt
Wels
Zander

Fleisch – Schweinefleisch
Haxe (Eisbein)
Kotelett
Nacken
Steak

Fleisch – Geflügel
Gans

Fleisch – Innereien
Leberknödel
Rinderzunge

Wurstwaren / Aufschnitt
Bierschinken
Blutwurst
Bockwurst
Cabanossi
Debreziner
Kasseler
Krakauer

Landjäger
Lyoner
Rostbratwurst
Streichmettwurst
Teewurst
Weißwurst
Wiener
Wurstsalat

Hülsenfrüchte
Linsen
Miso (Soja)
Sojaaufschnitt
Sojabratlinge
Sojafleisch
Tempeh

Nüsse und Samen
Cashewnüsse
Erdnüsse
Walnüsse

Das Frühstück – mit Frische in den Basen-Tag

Der Klassiker besteht aus ein, zwei Brötchen (sauer), belegt mit Käse (sauer) und/oder Aufschnitt (auch sauer) und dazu ein Ei (sauer). Beliebt ist auch einfach ein Müsli (sauer) mit Milch (neutral). Kein wirklich guter Start in den Tag.

▶ Ersetzen Sie schrittweise einen Großteil der oben aufgeführten Frühstückskomponenten durch frische Lebensmittel.

▶ Reduzieren Sie die Menge des Müslis und schneiden Sie als Ersatz viel frisches, saftiges Obst (basisch) in die Frühstücksschale. Oskar Bircher-Benner (1867–1939), der Schweizer Ernährungsreformer und »Erfinder« des Müslis, hatte bei seinem Müsli immer eine Obstspeise, weniger eine Getreidespeise vor Augen. Mit saftigem Obst lässt sich auch die Menge der Milch (o. ä.) im Müsli reduzieren.

▶ Auch mit Trockenfrüchten kann man einem Müsli echte Basen-Power verleihen.

▶ Essen Sie zum Frühstücksei eine Scheibe Vollkornbrot (gesünder als Weißbrot oder Brötchen) mit Radieschen (basisch) und/oder viel Schnittlauch (basisch) belegt.

▶ Und nicht zuletzt: Fruchtmarmelade (basisch) als Brotaufstrich, frische Fruchtsäfte (basisch) oder sogar ein Smoothie (superbasisch) zum Frühstück sind perfekte Basen-Starter in den Tag.

Schwach sauer (–3 Punkte, je 100 g)

Brot und Backwaren
Baguette
Croissant
Hafervollkornbrot
Hirsebrot
Mehrkornbrot
Pumpernickel
Roggenbrötchen
Roggenmischbrot
Roggenvollkornbrot
Weizenbrot (Weißbrot)
Weizenbrötchen
Weizenfladenbrot

Getreideprodukte und Mehle

Buchweizen, Vollkorn
Bulgur
Gerstenschrot
Hirse, ganzes Korn
Hirsemehl
Mais, Vollkorn
Reis, geschält
Reis, parboiled
Roggenmehl

Frühstückscerealien

Buchweizengrütze
Cornflakes
Reiscrispies

Kuchen, Torten, Kekse

Apfelkuchen (Rührteig)
Bienenstich
Biskuitrolle
Hefezopf
Honigkuchen
Lebkuchen
Linzertorte
Muffins
Nussecke
Nusskuchen
Obsttorten, Rührteig
Plundergebäck
Sachertorte
Sandkuchen
Schokoladentorte
Schwarzwälder Kirschtorte
Streuselkuchen, Hefeteig

Eier
  Eiweiß

Hülsenfrüchte und -produkte
  Erbsen
  Kichererbsen
  Tofu, frisch

Nüsse und Samen
  Sesam

Sprossen und Keime
  Alfalfa (Luzernensprossen)
  Erbsen, frisch gekeimt
  Getreidesprossen
  Kichererbsen, gekeimt
  Linsen, gekeimt

Fisch und Meeresfrüchte
  Jakobsmuscheln

Mit Milch und Käse gegen Osteoporose?

Der oft erteilte Ratschlag, besonders die kalziumreiche Milch und bestimmte kalziumreiche Käsesorten besonders häufig zu verzehren,
um damit den Knochenabbau, die gefürchtete Osteoporose, aufzuhal-
ten, kann kontraproduktiv sein. Denn insbesondere einige Käsesorten
sind ziemlich starke Säurebildner. Ist die Säurebelastung durch solche
Milchprodukte und andere säurebildende Lebensmittel zu oft zu
hoch, kommt es zu einem vermehrten Kalziumabbau in den Knochen
(s. S. 16, S. 31). Zur Verhinderung einer Osteoporose ist es also besonders hilfreich, auf eine basenreiche Kost zu achten.

Neutral (0 Punkte)

Brot und Backwaren
Rosinenbrot

Frühstückscerealien
Früchte-Müsli
Müsli mit Milch, Zucker und Obst

Gemüse und Salat
Oliven, schwarz
Zuckermais, Konserve

Hülsenfrüchte und -produkte
Erbsen, Konserve
Sojamilch
Tofu, fest

Nüsse und Samen
Mandeln
Mohn
Pekannüsse
Pistazien

Sprossen und Keime
Mungobohnensprossen
Sojasprossen

Milch und Milchprodukte
Butter
Buttermilch
Crème fraîche
Dickmilch
Joghurt
Kefir
Kondensmilch

Milch
Sahne
Saure Sahne
Schmand

Der Basen-Snack
für den kleinen Hunger zwischendurch

Er kommt ja immer wieder, der kleine Hunger zwischendurch, die Lust
auf Süßes vor allem. So, und jetzt seien Sie ganz tapfer: Legen Sie alle
Powersnacks und Schokoriegel und was es da sonst noch gibt zur Seite und decken Sie sich – auch am Arbeitsplatz – mit folgenden Knab-
bereien ein:

**Getrocknete Aprikosen, Datteln, Rosinen, Pflaumen, Mango,
Ananas, Birnen etc.**
Die sind süß und vor allem voll mit wertvollen Mineralien! Und
damit haben sie echte Basen-Power. Manchmal reichen schon
100 g von den Dörr-Früchtchen, um die Säurewirkung von 150 g
Fleisch zu neutralisieren! Also: Ran an den »Speck«!

**Frische Walnüsse, Macadamianüsse, Mandeln, Paranüsse
oder Pistazien**
Das sind ebenfalls basische und damit ideale Begleiter zu den
Trockenfrüchten.

Oliven
Für alle, die zwischendurch auch mal die Lust auf etwas Herz-
haftes überkommt! Oliven, v. a. schwarze Oliven, sind sehr gesund (ungesättigte Fettsäuren!) und zudem hervorragende Basenbildner.

Schwach basisch (+3 Punkte, je 100 g)

Getreide, Getreideprodukte und Mehle
Buchweizenmehl

Kuchen, Torten und Kekse
Apfelstrudel

Obst
Acerola
Ananas
Äpfel
Birnen
Brombeeren
Erdbeeren
Grapefruits
Hagebutten
Himbeeren
Kaki
Limetten
Litschi
Mandarinen
Mango
Mirabellen
Nektarinen
Orangen
Passionsfrüchte
Pfirsiche
Pflaumen, frisch
Preiselbeeren, frisch
Quitten
Sauerkirschen
Stachelbeeren
Süßkirschen

Wassermelone
Weintrauben, rot oder weiß
Zitronen

Gemüse und Salat

Artischocken
Auberginen
Bohnen, grüne
Chicorée
Chinakohl
Eisbergsalat
Erbsen, grüne
Gemüsepaprika, gelb oder grün
Gurke
Kopfsalat
Kürbis
Oliven, grün oder schwarz
Pak-Choi
Perlzwiebeln
Porree
Spargel
Spitzkohl
Weißkohl
Wirsing
Zucchini
Zuckermais
Zwiebeln

Gemüsekonserven

Cornichons
Gewürzgurken
Gurken, süßsauer
Kürbis

Senfgurken
Tomaten

Kartoffeln und Kartoffelprodukte
Berner Rösti
Knödelpulver, halb und halb
Kroketten

Pilze
Champignons
Morcheln
Shiitakepilze, frisch
Steinpilze
Waldpilze

Nüsse und Samen
Haselnüsse
Kokosnuss
Pistazien, geröstet und gesalzen
Studentenfutter

Sprossen und Keime
Bambussprossen (Konserve)

Frühstücksaufstriche
Gelee
Honig
Konfitüre
Marmelade
Nuss-Nougat-Creme
Pflaumenmus

Süßwaren
Eiskonfekt
Kandierte Früchte
Lakritze

Marzipan
Nougat
Ovomaltine
Rumkugeln
Schokolade, weiß oder Vollmilch
Zucker, weiß oder Rohrzucker

Kartoffeln – Basenstars oder beste Beilage

Deutschland ist Kartoffelland! Wir lieben die tolle Knolle. Und wir sind damit nicht alleine. Und das ist gut so. Denn Kartoffeln enthalten nicht nur viel Vitamin C und Vitamin B, sie sind wegen des hohen Kaliumgehaltes auch beste Basenlieferanten.

Kartoffeln als sättigende Beilage oder gar als zentraler Bestandteil einer Hauptspeise (Kartoffelsuppe!) sind also in jedem Fall eine gute Entscheidung. Pellkartoffeln sind am basenreichsten, Salzkartoffeln weisen dagegen einen recht hohen Basenverlust auf. Selbst Chips und Pommes sind noch gute Basenlieferanten. Hier sind eher das Zuviel an Salz und das minderwertige, ungesunde Fett, mit dem sie hergestellt werden, das Problem. Geben Sie sich der Verführung also besser nicht zu oft hin.

Oder stellen Sie Ihre Pommes selber her: Kartoffeln in Stifte schneiden, mit Olivenöl bepinseln und bei 200 bis 220 Grad (je nach Kartoffelsorte) im Ofen in einer halben Stunde oder länger goldgelb backen. Fertig!

Mittel basisch (+6 Punkte, je 100 g)

Obst

    Aprikosen
    Bananen
    Feigen
    Granatäpfel
    Guaven
    Honigmelone
    Johannisbeeren
    Kiwis
    Papayas
    Schlehen

Gemüse und Salate

    Basilikum
    Blumenkohl
    Brokkoli
    Brunnenkresse
    Endivien
    Feldsalat
    Gemüsepaprika, rot
    Grünkohl
    Knollensellerie
    Kohlrabi
    Kohlrübe
    Lauchzwiebeln
    Möhren
    Okra
    Pastinaken
    Radicchio
    Radieschen
    Rettich

Romanasalat
Rosenkohl
Rote Bete
Rotkohl
Sauerampfer
Sauerkraut
Schalotten
Schwarzwurzeln
Stangensellerie
Suppengrün
Teltower Rübchen
Tomaten
Topinambur
Weiße Rüben
Wurzelpetersilie

Kartoffeln und Kartoffelprodukte
Kartoffelklöße, gekocht
Kartoffeln
Pommes frites

Pilze
Pfifferlinge
Trüffel

Sprossen und Keime
Bambussprossen, frisch
Bohnensprossen

Süßspeisen
Zartbitterschokolade

Salate – die frischen Basen-Begleiter

Es gibt eigentlich kaum eine vollständige Mahlzeit, zu der nicht ein wie auch immer zusammengestellter Salat passen würde. Mit einer großen Portion Salat machen Sie – zum Ausgleich für das Stück Fleisch auf dem Teller – immer einen guten Schritt Richtung Säure-Basen-Balance.

Vor allem Männer werden jetzt sagen: Ich bin keine Kuh, ich geh also auch nicht auf die Wiese! Ihnen und allen anderen Salat-Feinden sei an dieser Stelle versichert: Salate müssen nicht fad schmecken! Über Öl und Essig hinaus gibt es unglaublich viele kreative Ideen, wie man das gesunde Grün geschmacklich auffrischen kann. Gehen Sie es über Kochbücher entweder selbst an oder lassen Sie sich in einem guten (und deshalb nicht unbedingt teuren) Restaurant mal von Profis zeigen, wie lecker Salat sein kann.

Und wenn auf dem Salat auch noch in nennenswerter Menge Keimlinge eine Rolle spielen, dann bewegen Sie sich auf ein besonders kommodes Basenplus zu.

Smoothies, Obst- und Gemüsesäfte – die reine Basenpower

Zum Frühstück ein frisch gepresster Obstsaft oder ein selbst gemachter Smoothie (s. S. 95 f.) – da kann nicht mehr ganz so viel schiefgehen. Obst- und Gemüsesäfte und die beliebten Smoothies sind beste vitalstoffreiche Basenpower! Es gibt sie mittlerweile in einer breiten Angebotspalette und ohne Zusatzstoffe auch als Fertigware im Supermarkt. Ein Fläschchen zwischendurch oder als Aperitif, bevor Sie in die Kantine gehen oder ins Restaurant – eine perfekte Lösung!

Stark basisch (+9 Punkte, je 100 g)

Brot und Backwaren
    Sojabrot

Getreide, Getreideprodukte und Mehle
    Sojamehl

Obst
    Aprikosen, getrocknet
    Datteln, getrocknet
    Feigen, getrocknet
    Pflaumen, getrocknet
    Rosinen

Gemüse und Salat
    Fenchel
    Kresse
    Löwenzahn
    Mangold
    Meerrettich
    Petersilie
    Spinat

Kartoffeln und Kartoffelprodukte
    Chips
    Kartoffelbreipulver
    Kartoffelflocken
    Kartoffelklöße (Trockenprodukt)
    Kartoffelsticks

Hülsenfrüchte
    Bohnen, weiße
    Limabohnen

Nüsse und Samen
Maronen

Frühstücksaufstriche
Rübensirup

Süßwaren
Bitterschokolade
Fruchtgummi
Kakaopulver

Keimlinge und Sprossen – das viel verwendbare Basen-Plus

Ob Getreidesprossen oder Keimlinge von Hülsenfrüchten, ob Alfalfa-Sprossen, Kresse oder Sonnenblumensprossen – alles reine Vitalstoffbomben und beste Basenbildner! Heben Sie die Mineralien- und Vitaminspender unter den Salat oder streuen Sie sie auf das Frühstücksei (z. B. Kresse) – sie leisten allesamt einen gesunden Beitrag zum Basen-Plus!

Gemüsesuppen – die Basen-Burner

Gemüsesuppen mit ausschließlich basischen Gemüsen, womöglich noch in einem Gemüsefond schonend und damit vitalstofferhaltend zubereitet, sind absolute Basen-Burner. Sie eignen sich hervorragend als Vorspeise vor einem Hauptgericht, in dem auch Säurebildner vorkommen. Selbst hergestellte Gemüsebrühen sind wie Smoothies die perfekte Lösung für den kleinen Hunger zwischendurch.

Rezepte (je für 2 Personen)

Basische Vorspeisen, mit deren Hilfe Sie saure Hauptgerichte ausbalancieren können

Würziger Tomaten-Bohnen-Salat

> 400 g geschmackvolle Tomaten
> (z. B. Flaschen- oder Kirschtomaten)
> 100 g grüne Bohnen
> Salz
> Schwarzer Pfeffer
> 2 Knoblauchzehen
> 1 Sardellenfilet
> 50 ml Olivenöl
> 2 EL Sherryessig
> $^1/_2$ Bund Basilikum

Tomaten halbieren, Strunk entfernen, in Scheiben schneiden. Bohnen putzen, blanchieren, eventuell halbieren. Beides vermischen und mit Salz und Pfeffer würzen.

Knoblauch schälen und in feine Scheiben schneiden. Sardellenfilet fein hacken. Beides in einer kleinen beschichteten Pfanne in Olivenöl 2–3 Min. goldbraun dünsten. In ein Schälchen geben und den Essig unterrühren.

Die Marinade über das Gemüse geben und 20–30 Min. ziehen lassen. Zum Schluss die Basilikumblättchen zerzupfen und darüberstreuen.

Fenchelsalat mit Orange und Minze

> 1 Fenchelknolle
> 1 kleine Orange
> $^1/_2$ rote Zwiebel
> $^1/_2$ Bund Minze

1 EL Aceto balsamico
1 TL flüssiger Honig
3 EL Olivenöl
Salz
Frisch gemahlener schwarzer Pfeffer

Fenchel waschen, putzen, halbieren, Strunk herausschneiden und den Rest in feine Scheiben schneiden. Orange gut schälen, die Orangenfilets auslösen, in Stücke schneiden und die Kerne entfernen. Zwiebel schälen, halbieren, in feine Ringe schneiden. Minze waschen, trocken schleudern, in feine Streifen schneiden oder hacken.

Essig gut mit etwas Salz vermischen, Honig einrühren, Olivenöl unterschlagen.

Die Marinade über den Salat geben und alles ca. 1 Stunde ziehen lassen. Dann gut durchmischen und frischen Pfeffer darübermahlen.

Waldorfsalat mit Haselnüssen

1 knackiger Apfel
1 Stange Stangensellerie
50 g Haselnüsse (geschält)
40 g Brunnenkresse
1 kleiner Becher Naturjoghurt
1 TL frisch gepresster Zitronensaft
Salz
Schwarzer Pfeffer

Den Apfel schälen, vierteln, das Kerngehäuse herausschneiden und die Viertel in dünne Scheiben schneiden. Den Sellerie putzen und in feine Scheibchen schneiden. Die Haselnüsse grob hacken. Brunnenkresse klein zupfen.

Joghurt mit dem Zitronensaft abschmecken, leicht salzen und frisch gemahlenen schwarzen Pfeffer zugeben.

Das Dressing über Apfel und Sellerie geben, Haselnüsse darüberstreuen, mit Brunnenkresse reich garnieren.

Basische Suppen, mit deren Hilfe Sie saure Hauptgerichte ausbalancieren können

Blumenkohlsuppe mit Trüffelöl

$^1/_2$ Blumenkohl
1 Schalotte
2 EL Olivenöl
500 ml Gemüsefond
500 ml Wasser
150 ml Sahne
Salz
Schwarzer Pfeffer
Trüffelöl

Blumenkohl putzen und zerkleinern. Die Schalotte schälen und klein hacken. Beides im heißen Olivenöl einige Minuten andünsten, aber nicht braun werden lassen. Fond und Wasser zugeben, aufkochen und ca. 15 Min. köcheln lassen, bis der Blumenkohl weich ist. Die Suppe pürieren, Sahne zugeben und erneut aufkochen lassen. Vorsichtig mit Salz und Pfeffer abschmecken.

Suppe in Teller oder Tassen geben und mit Trüffelöl beträufeln.

Kürbissuppe mit Estragon-Sahne

400 g Kürbis (z. B. Muskatkürbis)
2 Schalotten
1 Knoblauchzehe
2 EL Olivenöl
Salz
Schwarzer Pfeffer
500 ml Gemüsefond
250 ml Sahne
1 EL frischer, gehackter Estragon

Ofen auf 180 Grad vorheizen. Den Kürbis teilen, schälen, Kerne entfernen und Fruchtfleisch in Stücke schneiden. Die Schalotten häuten, in Spalten schneiden. Die Knoblauchzehe schälen. Alles zusammen in eine Auflaufform geben, mit Olivenöl übergießen und vermischen, salzen und pfeffern. Im Ofen ca. 30 Min. schmoren, bis der Kürbis weich ist.

Alles in einen Topf geben, Gemüsefond angießen und pürieren, durch ein Sieb streichen. Die Hälfte der Sahne zugeben und aufkochen, einige Minuten köcheln lassen, mit Salz und Pfeffer abschmecken.

Den Rest der Sahne steif schlagen, eine Prise Salz zugeben.

Die Suppe in Tassen oder tiefe Teller füllen, einen dicken Klecks Sahne daraufgeben und auf die Sahne kräftig Estragon streuen.

Minestrone

150 g frische weiße Bohnen
2 festkochende Kartoffeln
1 Schalotte
1 kleine Stange Lauch
1 Stange Stangensellerie
1 Möhre
1 kleine Zucchini
1 Tomate
1 l Wasser
Etwas Olivenöl
2 EL frisch geriebener Parmesan
Salz
Schwarzer Pfeffer

Die Bohnen aus der Schote lösen. Das übrige Gemüse schälen oder putzen und in dünne Scheiben oder kleine Würfel schneiden. Wasser aufkochen, gut salzen. Das gesamte Gemüse außer der Tomate hineingeben, 2 EL Olivenöl einrühren, den Topf zudecken und bei kleiner Hitze 30–40 Min. einköcheln, bis das Gemüse schön weich ist.

Die Tomate überbrühen, häuten, halbieren, Strunk und Kerne entfernen und das Fruchtfleisch in kleine Würfel schneiden. Nach ca. 30

Min. zur Suppe geben und weitere 15 Min. köcheln lassen. Mit Salz und Pfeffer abschmecken.

Die Suppe in tiefe Teller füllen, ein wenig Olivenöl darüberträufeln, mit Parmesan bestreuen.

Ideale basische Beilagen zu Fisch & Fleisch oder vegetarische Hauptgerichte

Mangoldauflauf

 2 EL Rosinen
 2 EL Portwein oder roten Traubensaft
 800 g Mangold
 2 Schalotten
 1 EL Olivenöl
 1 Ei
 2 EL Semmelbrösel
 Salz
 Schwarzer Pfeffer
 Frisch geriebene Muskatnuss
 1–2 EL Pinienkerne
 Butter und Semmelbrösel für die Form

Rosinen in Portwein einweichen. Mangold waschen. Die Stiele herausschneiden und in ca. 2 cm breite Streifen schneiden. Die Blätter grob zerkleinern. Schalotten schälen und vierteln oder achteln.

Öl erhitzen und die Zwiebeln leicht anschwitzen. Mangoldstiele zugeben und ca. 2 Min. andünsten. Blätter zugeben und 1 weitere Minute dünsten. In ein Sieb geben und abtropfen lassen.

Ofen auf 175 Grad vorheizen. Ei, 1 EL Semmelbrösel, Rosinen und Portwein verrühren. Den abgetropften Mangold daruntermischen. Mit Salz, Pfeffer und Muskat würzen.

Eine kleine Auflaufform einfetten, mit den übrigen Bröseln bestreuen, Mangoldmischung daraufgeben. Mit Pinienkernen bestreuen und im Ofen auf mittlerer Schiene ca. 30 Min. backen.

Spinat mediterrane Art

500–600 g junge Spinatblätter
2 Knoblauchzehen
2 EL Olivenöl
1–2 EL frisch gepresster Zitronensaft
1 TL abgeriebene Zitronenschale
Salz
Frisch gemahlener schwarzer Pfeffer

Den Spinat gründlich waschen, putzen und abtropfen lassen. In kochendem Salzwasser einige Sekunden blanchieren, in ein Sieb geben, kalt abschrecken. Sehr gut abtropfen lassen.

Knoblauch schälen und in sehr dünne Scheiben schneiden oder hobeln.

Olivenöl in einer Pfanne erhitzen, Knoblauch darin ganz kurz anbraten. Spinat zugeben und unter Rühren gut erhitzen.

Von der Flamme nehmen und mit Pfeffer, Salz, Zitronenabrieb und Zitronensaft abschmecken.

Möhren mit Kerbel-, Koriander- oder Petersilienbutter

1 Bund Möhren
Ca. 400 ml Gemüsefond
$1/2$ Bund Kerbel oder Koriander oder Petersilie
80 g Butter
1 EL flüssiger Honig
Salz

Die Möhren putzen und schälen. Fond aufkochen, die Möhren im Ganzen hineingeben und zugedeckt ca. 10 Min. leicht köcheln, bis sie bissfest sind.

Die Kräuter waschen, trocken schütteln, die Blättchen abzupfen und hacken.

Die Butter in einer Pfanne aufschäumen lassen, Honig zugeben, leicht salzen.

Die Möhren mit einer Schaumkelle aus dem Fond nehmen und in der Butter wenden. Vom Feuer nehmen und die Kräuter darüberstreuen.

Kohlrabi-Kartoffelgratin mit Basilikum

1 mittelgroßer Kohlrabi
3 mittelgroße Kartoffeln
$1/2$ Bund Basilikum
Salz
Pfeffer
2 EL Olivenöl
1 TL frisch gepresster Zitronensaft
100 ml Gemüsefond
2 EL frisch geriebener Parmesan
Olivenöl für die Form

Kohlrabi und Kartoffeln schälen und in sehr dünne Scheiben hobeln. Basilikumblätter in feine Streifen schneiden oder klein hacken (einige Blättchen ganz zurückbehalten). Eine kleine Auflaufform mit Öl einstreichen. Backofen auf 200 Grad vorheizen.

Die Hälfte der Kartoffelscheiben in die Form füllen, kräftig salzen, etwas pfeffern und Basilikum darüberstreuen. Ebenso mit der Hälfte der Kohlrabischeiben und erneut mit Kartoffel- und Kohlrabischeiben verfahren.

Olivenöl, Zitronensaft und Fond verrühren und über die Gemüsescheiben gießen. Im Backofen ca. 30 Min. garen, dann den Parmesan darüberstreuen und weitere 15 Min. garen.

Sollte der Auflauf zu trocken werden, decken Sie die Form mit Backpapier ab.

Vor dem Servieren mit Basilikumblättchen bestreuen.

Tomaten-Tarte-Tatin

300 g Kirsch- oder Cocktailtomaten
20 g Butter
1 EL Sherry-Essig
2 TL Zucker
2 Platten Tiefkühl-Blätterteig (à 200 g), aufgetaut
Schwarzer Pfeffer
$1/2$ Bund Basilikum

Tomaten halbieren, eventuell den Strunk entfernen.

In einer ofenfesten, beschichteten Pfanne Butter, Essig und Zucker unter Rühren aufkochen, bis sich der Zucker aufgelöst hat, etwas eindicken lassen. Die Tomaten mit der Schnittseite nach unten in die Pfanne legen.

Den Ofen auf 220 Grad vorheizen.

Den Blätterteig ausrollen und einen Kreis ausschneiden, der etwas größer ist als der Pfannendurchmesser. Teig auf die Tomaten legen und im Ofen ca. 15 Min. goldbraun werden lassen. Herausnehmen und einige Minuten ruhen lassen.

Die Tarte auf eine Platte stürzen, etwas Pfeffer darübermahlen und mit Basilikumblättern garnieren.

Ausbalancierte Hauptgerichte mit Fisch und Fleisch

Bunter Fischtopf

125 g Lachsfilet
125 g Seelachsfilet
250 ml Gemüsefond
300 g festkochende Kartoffeln
$1/2$ rote Paprikaschote
1 Möhre

¹/₂ Fenchelknolle
2 Schalotten
40 g Butter
1 EL Mehl
150 ml Weißwein
100 ml Wasser
1 EL Dijonsenf
Salz
Schwarzer Pfeffer
2 EL Crème fraîche
1 EL frischer Dill, gehackt

Den Fond zum Kochen bringen. Inzwischen die Kartoffeln schälen und in Würfel schneiden. In den kochenden Fond geben und im geschlossenen Topf ca. 15 Min. garen.

Paprika waschen, putzen und in mundgerechte Stücke schneiden. Die Möhre schälen und in Scheiben schneiden. Fenchel putzen, halbieren, den Strunk herausschneiden und den Rest in dünne Scheiben schneiden. Alles nach ca. 10 Min. Kochzeit zu den Kartoffeln geben und mitgaren. Dann durch ein Sieb abgießen, dabei den Fond auffangen.

Die Fischfilets waschen, trocken tupfen und in mundgerechte Stücke schneiden. Die Schalotten schälen und fein würfeln.

Die Butter im Topf zerlassen, das Mehl darüberstäuben, kurz anschwitzen. Nach und nach den Wein einrühren und etwas einkochen lassen. Dann die Schalottenwürfel, Wasser und den Fond zugeben, aufkochen und etwas einköcheln lassen, bis der Sud sämig ist. Mit Senf, Salz und Pfeffer abschmecken.

Fisch und Gemüse in den Topf geben und alles bei schwacher Hitze 5 Min. leicht köcheln, bis der Fisch gar ist. Eventuell noch mal abschmecken.

In tiefe Teller füllen und auf jeden Teller einen EL Crème fraîche und etwas frischen Dill geben.

Ofenfisch mit Gemüse und Sesamkartoffeln

2 Kabeljaufilets à 125 g
1 Knoblauchzehe
2 Zitronen
40 g schwarze Oliven, ohne Stein
1 EL Kapern
1 TL frisch gezupfte Thymianblättchen
150 g Kirschtomaten
400 g kleine Kartoffeln
$^1/_2$ rote Paprika
1 kleine Zucchini
1 EL Sesamsamen
Olivenöl
Salz
Schwarzer Pfeffer
Etwas frischen Dill, gezupft

Den Knoblauch schälen und fein hacken. Von einer Zitrone 1 TL Schale abreiben und den Saft auspressen. Die Oliven in Ringe schneiden und mit dem Knoblauch, der Zitronenschale, 1 EL Zitronensaft, Thymian und Kapern in einer Schüssel verrühren. Die Tomaten halbieren und zu der Marinade geben. Salzen und pfeffern.

Den Ofen auf 200 Grad vorheizen. Die Kartoffeln schälen, waschen und trocken tupfen. Olivenöl in einem Bräter erhitzen und die Kartoffeln darin unter gelegentlichem Rühren bei mittlerer Flamme ca. 20 Min. braten, bis sie leicht gebräunt sind.

Inzwischen die Fischfilets waschen, trocken tupfen, mit etwas Zitronensaft beträufeln, salzen und pfeffern.

Paprika und Zucchini putzen und in mundgerechte Stücke schneiden.

Die Kartoffeln zur Seite des Bräters schieben, salzen, pfeffern und mit Sesam bestreuen. Paprika und Zucchini auf der freien Seite des Bräters 3–4 Min. anbraten. Die marinierten Tomaten dazugeben und im Bräter alles vorsichtig miteinander vermengen.

Die Fischfilets auf das Gemüse legen und alles im Ofen (unterste Schiene) ca. 15 Min. garen.

Fischfilets mit Gemüse auf Tellern anrichten, je eine Zitronenspalte zugeben und alles mit dem Dill bestreuen.

Putenbrustfilet mit Ofengemüse (kann auch mit Hähnchenschenkeln gemacht werden)

Für das Fleisch:
   2 Putenbrustfilets à 125 g
   Salz
   Schwarzer Pfeffer
   1 TL Paprikapulver (edelsüß)
   Olivenöl zum Braten

Für das Gemüse:
   300 g kleine Kartoffeln
   1 rote Paprikaschote
   1 gelbe Paprikaschote
   1 Fenchelknolle
   1 kleine Stange Lauch
   1 rote Zwiebel
   4 Knoblauchzehen
   4 Zweige Thymian
   150 g Kirschtomaten
   3 EL Olivenöl
   1 EL Aceto balsamico
   1 EL brauner Zucker
   100 ml Weißwein oder Gemüsefond

Den Backofen auf 200 Grad vorheizen.

Kartoffeln waschen und abtrocknen. Paprika entkernen, in Streifen schneiden und halbieren. Fenchel putzen, halbieren, Strunk entfernen und den Fenchel in feine Scheiben schneiden. Lauch putzen und in Ringe schneiden. Die Zwiebel schälen, halbieren und in Spalten schneiden. Knoblauch schälen. Vom Thymian die Blättchen abzupfen.

Das klein geschnittene Gemüse mit Knoblauch und Thymian in eine Schüssel geben. 2 EL Olivenöl, Essig und Zucker darübergeben und alles gut vermischen. Mit Salz und Pfeffer würzen.

In einem Bräter das restliche Olivenöl erhitzen und die Kartoffeln darin in 5 Min. goldbraun anbraten. Die Gemüsemischung zugeben und 10 Min. mitbraten. Mit dem Wein oder Fond ablöschen und in den Ofen geben. Ca. 30 Min. garen. 10 Min. vor dem Ende die Tomaten zugeben.

Inzwischen die Putenbrustfilets waschen und trocken tupfen, salzen und pfeffern. Etwas Olivenöl erhitzen und das Fleisch von beiden Seiten 3–5 Minuten (je nach Dicke) goldbraun braten. Mit Paprikapulver bestreuen.

Gemüse aus dem Ofen nehmen und mit den Filets auf Tellern anrichten.

Lammfleisch-Eintopf
mit grünen Bohnen und Kartoffeln
(kann auch mit Rindfleisch gemacht werden)

400 g Lammfleisch zum Schmoren

2 Schalotten

2 Knoblauchzehen

Je 1 TL frisch gehackter Thymian, Rosmarin und
    Bohnenkraut (evtl. getrocknet)

Salz

Öl zum Anbraten

100 ml Rotwein

200 ml Gemüsefond

250 g Kartoffeln

250 g grüne Bohnen

50 g getrocknete Aprikosen oder Feigen

100 g passierte Tomaten (Dose)

150 g Kirschtomaten
1 EL Butter
Schwarzer Pfeffer
1 Prise Zimt
1 EL Crème fraîche
Aceto balsamico

Schalotten und Knoblauch schälen und fein würfeln. Lammfleisch moderat von Fett befreien und kräftig mit Salz einreiben.

In einem Topf etwas Öl erhitzen und das Fleisch bei starker Hitze rundherum gut anbraten. Die Zwiebeln zugeben, kurz mitbraten, dann Kräuter und Knoblauch zugeben. Kurz durchrühren, mit Rotwein ablöschen. Die Hälfte des Gemüsefonds zugeben, kurz aufkochen und dann alles bei schwacher Hitze gut 1 1/2 Stunden köcheln lassen.

Inzwischen die Kartoffeln schälen und würfeln, die Bohnen putzen, die Aprikosen oder Feigen in Streifen schneiden. Alles zusammen mit den passierten Tomaten in den Topf geben, den restlichen Fond zugeben und alles bei mittlerer Hitze 15–20 Min. köcheln, bis die Kartoffeln und die Bohnen gar sind. Ca. 5 Min. vorher die Kirschtomaten zugeben.

Das Fleisch vorsichtig herausnehmen, in kleine Stücke schneiden. Eintopf mit Salz, Pfeffer und Zimt würzen. Fleisch wieder dazugeben und unterrühren. Zum Schluss Butter und Crème fraîche unterrühren und alles mit ein paar Tropfen Essig abschmecken.

Desserts, mit deren Hilfe Sie saure Hauptgerichte ausbalancieren können

Obstsalat mit Granatapfel

1/2 Honigmelone

2 Kiwis

1 Banane

1 (reifer!) Granatapfel

1 EL flüssiger Honig

1 EL frisch gepresster Zitronensaft

Die Honigmelone halbieren und die Kerne entfernen. Die Hälften dann in schmale Schiffchen schneiden, die Schale abschneiden und das Fruchtfleisch in Würfel schneiden. Die Kiwis schälen, vierteln und in Scheiben schneiden. Die Banane schälen, ebenfalls vierteln und in Scheiben schneiden. Alles in eine Schüssel geben.

Den Granatapfel halbieren, Saft und Kerne mit einem Löffel auslösen und zu dem Obst geben.

Honig und Zitronensaft verrühren und über dem Obstsalat verteilen, vorsichtig durchmischen und einige Minuten ziehen lassen.

Pfirsich-Aprikosen-Granita

3 reife Pfirsiche

3 Aprikosen

50 g Zucker

250 ml Wasser

Zucker und Wasser in einem Topf unter Rühren aufkochen, bis sich der Zucker aufgelöst hat. Vom Herd nehmen und etwas abkühlen lassen.

Die Pfirsiche häuten und mit den Aprikosen pürieren. Unter den Zuckersirup rühren.

Die Masse in eine flache Metallform füllen und in den Tiefkühler geben. Ca. 4 Stunden kühlen, dabei jeweils nach einer Stunde mit einer Gabel kräftig auflockern, damit eine grobkörnige Eismasse entsteht.

Basische Smoothies

Fenchel-Birnen-Smoothie

>1 Fenchelknolle
>2 Birnen
>2 entsteinte Datteln
>1 EL Rosinen
>200 ml Wasser

Fenchel waschen, putzen und klein schneiden. Birnen schälen, Kerngehäuse herausschneiden und das Fruchtfleisch klein schneiden. Datteln etwas zerkleinern. Alle Zutaten mit dem Wasser in den Mixer geben und pürieren.

Erfrischender Apfel-Kiwi-Smoothie

>2 getrocknete Feigen
>   (ca. 3 Stunden in 50 ml Wasser eingeweicht)
>2 süße Äpfel
>2 Kiwis
>50 g Spinatblätter
>200 ml Wasser

Äpfel vierteln und Stiel und Blütenansatz entfernen (Kerngehäuse nicht entfernen!) Kiwis schälen und vierteln. Spinatblätter von groben Stielen befreien und evtl. leicht zerzupfen.

Alle Zutaten mit den Feigen und dem Einweichwasser in hier angegebener Reihenfolge in den Mixer geben, das Wasser zugeben, pürieren.

Fruchtiger Orangen-Sellerie-Smoothie

1 Saftorange
1 Stange Stangensellerie (gerne mit Grün)
4 Stängel Petersilie
200 ml Wasser

Die Orange schälen und das Weiße entfernen. Frucht vierteln, evtl. Kerne entfernen. Stangensellerie putzen und in Stücke schneiden. Petersilie waschen und die Stängel entfernen. Mit dem Wasser pürieren.

Roter Sommer-Beeren-Smoothie

Je 150 g Himbeeren und Erdbeeren
$1/2$ kleine reife Banane
$1/2$ Zitrone
4 Datteln, ohne Stein
$1/4$ Stange Stangensellerie
6 Blatt Kopfsalat (ca. 50 g)
300 ml Wasser

Die Beeren waschen und abtropfen lassen. Banane schälen und in Scheiben schneiden. Mit den Datteln und etwas Zitronensaft in den Mixer geben. Mit dem Wasser pürieren, bis auch die feinen Kerne der Beeren sich aufgelöst haben. Probieren, eventuell noch etwas Zitronensaft zugeben.